Recepción y logística de la clínica dental

Recepción y logística de la clínica dental

Irene Berenguer García

y Clara Roc Vázquez

EDITORIAL
SINTESIS

Agradecimiento a la Clínica Mesena Dental por la cesión de las figuras 1.1 y 1.5-1.7

y a la Clínica Dental Marro por la figura 3.1

Vallehermoso, 34. 28015 Madrid
Teléfono 91 593 20 98
www.sintesis.com

ISBN: 978-84-9171-353-1
Depósito Legal: M-16.179-2019

Impreso en España - Printed in Spain

Índice

Presentación

El trabajo que desarrolla el higienista bucodental es fundamental para el correcto funcionamiento de la clínica dental. No únicamente es importante su formación clínica y de manejo del paciente, sino que su implicación en los procesos administrativos, de recepción de pacientes y de gestión son imprescindibles para ofrecer un servicio asistencial de calidad.

El objetivo primordial de esta obra es formar al futuro higienista bucodental para que conozca las funciones que debe desarrollar en el equipo dental, las técnicas de comunicación necesarias para tratar con los pacientes, los documentos que va a manejar en su ejercicio profesional y el funcionamiento y manejo del instrumental y los equipos. En definitiva, todos los conocimientos y habilidades que lo capaciten para desarrollar su trabajo con la mayor competencia posible, teniendo en cuenta la importancia de sus funciones en la prevención y en la salud oral de los pacientes.

Este libro se dirige principalmente a los estudiantes de Ciclo Formativo de Grado Superior en técnico superior de Higiene Bucodental, aunque es igualmente válido para todos aquellos profesionales implicados en la atención de la salud oral de los pacientes. Desarrolla lo estipulado en el RD 769/2014, de 12 de septiembre, por el que se establece el título de técnico superior de Higiene Bucodental.

Los contenidos se estructuran en ocho capítulos:

1. Organización de las actividades en la clínica dental.
2. Aplicación de procesos para la recepción de pacientes.
3. Gestión de ficheros de pacientes.
4. Gestión de la documentación clínica.
5. Preparación y puesta en marcha de los equipos.
6. Clasificación y organización del material e instrumental.
7. Organización de la adquisición y el almacenamiento de material e instrumental.
8. Aplicación de las normas de prevención de riesgos laborales y protección ambiental.

Además de la explicación de los contenidos que componen los distintos capítulos, el texto pone a disposición del lector y del profesional encargado de la docencia de esta materia una propuesta de actividades que guiarán y mediarán en el proceso de enseñanza y aprendizaje, así como una serie de llamadas y cuadros-resumen que facilitarán este proceso, y un glosario en cada unidad en el que se explican los términos que pudieran resultar más novedosos o confusos para el estudiante, y que son de especial importancia para la comprensión del texto.

1

Organización de las actividades de la clínica dental

Objetivos

- ✓ Conocer el personal que trabaja en una clínica dental.
- ✓ Diferenciar las competencias de cada profesional clínico.
- ✓ Aprender cuáles son las instalaciones de una clínica dental.
- ✓ Profundizar en las distintas áreas de una consulta.

Mapa conceptual

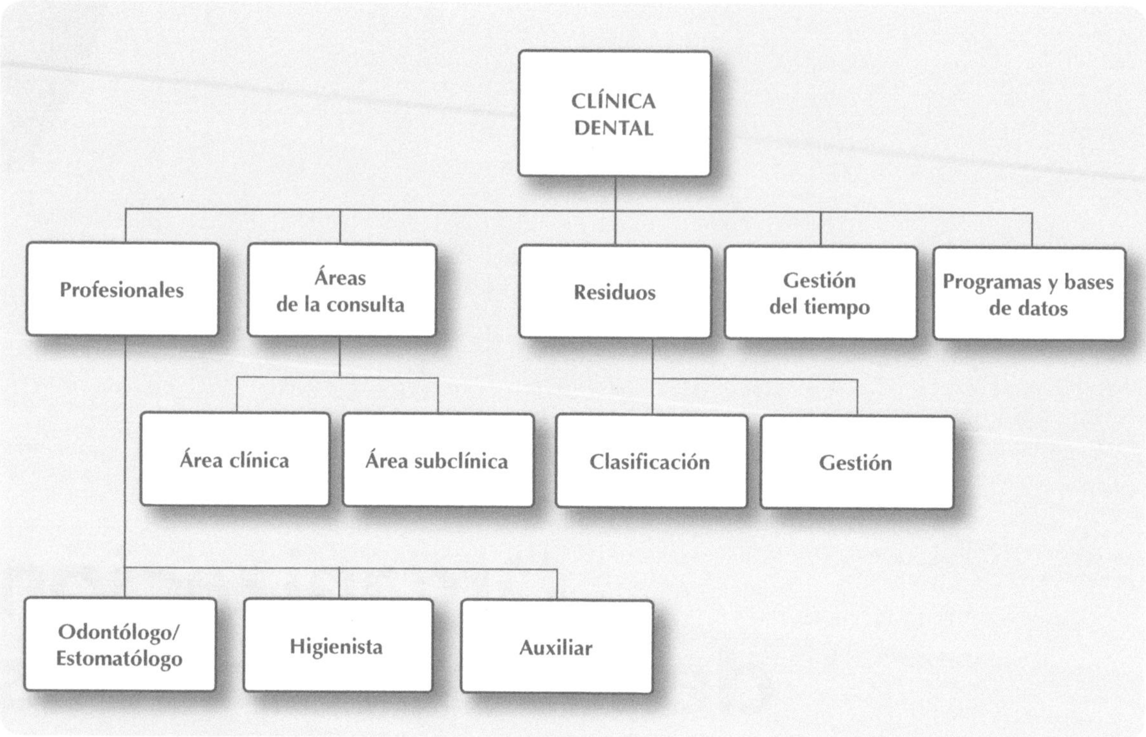

Glosario

Aparato estomatognático. Unidad que comprende la cavidad oral y las estructuras adyacentes como son: el maxilar, la mandíbula, las encías, los dientes, la lengua, las glándulas, la articulación temporomandibular (ATM), las mucosas, las mejillas y los labios.

Área clínica. Zona de la consulta dedicada a la parte clínica donde se llevan a cabo las labores asistenciales del paciente, ya sea de forma directa (gabinete) o de forma indirecta, a través de tareas que complementen el tratamiento (área de rayos).

Área de esterilización. Zona dedicada a la limpieza, la desinfección, el embolsado y la esterilización del instrumental. Aquí se encuentra la autoclave, la cuba de ultrasonidos y la máquina de embolsado.

Gabinete semicerrado. Los gabinetes están separados por biombos o paneles que no llegan hasta el techo, lo que confiere al paciente una sensación de privacidad mayor que en los abiertos, aunque también comparten equipamientos y están comunicados entre ellos. Son típicos de clínicas universitarias.

RSNE (residuos sanitarios no específicos). Son aquellos residuos específicos de la actividad sanitaria pertenecientes a pacientes no infectados.

1.1. Introducción

La odontología es la rama sanitaria que se encarga del estudio, el diagnóstico, la prevención y el tratamiento de las enfermedades del aparato estomatognático. El aparato estomatognático comprende la cavidad oral y las estructuras adyacentes como son: el maxilar, la mandíbula, las encías, los dientes, la lengua, las glándulas, la articulación temporomandibular (ATM), las mucosas, las mejillas y los labios.

En las últimas décadas, la odontología se ha ido dividiendo en distintas especialidades, alejándonos así del concepto de odontólogo general que se venía teniendo hasta ahora, donde un único profesional desenvolvía las diferentes áreas de la odontología capaz de realizar todas las especialidades en su práctica diaria. Actualmente se conocen varias especialidades, como la endodoncia, la prótesis, la estética, la implantología, la periodoncia y la cirugía oral u ortodoncia; aunque lo cierto es que solamente las dos últimas están reconocidas legalmente como especialidad.

1.2. Servicios y clínicas para la asistencia dental

Hasta los años 90, se entendía la odontología como una disciplina intervencionista donde los tratamientos de primera elección eran los restauradores y las exodoncias; a partir de entonces, la OMS emite un informe en el que propone un cambio de concepto tornando la odontología hacia una idea más preventiva en la que evitar las patologías es el objetivo principal.

Aunque la OMS emitiese ese informe augurando un futuro preventivo en el mundo de la odontología, hoy en día lo cierto es que coexisten tanto la odontología preventiva como la conservadora y reparadora.

La clínica dental es el centro odontológico donde se llevan a cabo todos los tratamientos relacionados con el aparato estomatognático. Al igual que en la forma de entender la odontología, las clínicas dentales también han cambiado a lo largo de los años. En un inicio, eran lugares de trabajo familiares en los que el odontólogo era el dueño y el máximo responsable. Su forma de trabajo no se parecía a un negocio.

Actualmente, este concepto se ha ido desvirtuando y las clínicas han evolucionado a espacios más grandes con diferentes especialidades y distintas áreas de trabajo. lo que ha dado lugar a las *macroclínicas*, donde el odontólogo es un profesional más y el dueño de la clínica en muchas ocasiones es un empresario, por lo que se crea un oficio más impersonal.

Además, los odontólogos cada vez más se especializan en una disciplina y realizan su práctica diaria en diferentes clínicas, siendo un mismo profesional el que recorre distintos centros laborales.

Actividad propuesta 1.1

Elabora una tabla en la que se recoja una comparativa entre una clínica familiar y una macroclínica.

1.3. Equipo de profesionales de la clínica dental

El equipo de profesionales de una clínica dental o equipo de salud bucodental está compuesto de una serie de trabajadores que realizan sus funciones de forma conjunta y sinérgica con el objetivo de proporcionar una correcta prevención, un buen diagnóstico y un excelente tratamiento de las enfermedades bucodentales.

Resulta imprescindible para el correcto funcionamiento de la clínica que cada trabajador conozca, realice y se responsabilice de las funciones que le corresponden, haciendo de ellas un complemento a las realizadas por el resto de los profesionales, para que de esta forma el resultado sea un trabajo excelente.

A continuación, se detallarán los distintos profesionales que forman parte del equipo de una clínica dental:

1.3.1. El médico especialista en cirugía maxilofacial

La cirugía maxilofacial es una especialidad relativamente nueva, ya que se crea en 1975, pero no se regulariza hasta 1982. Para poder obtenerla, es un requisito fundamental haber estudiado la carrera de medicina y realizar la especialidad a través de la residencia hospitalaria (MIR).

Entre sus funciones, además de las de realizar la medicina general, se encuentra la realización del diagnóstico y tratamiento quirúrgico de enfermedades, lesiones y defectos de boca, maxilares, cara y estructuras relacionadas.

Entre los tratamientos que realiza un cirujano maxilofacial se encuentran las extracciones, la colocación de implantes, la extirpación de tumores y quistes, la realización de biopsias, el tratamiento de traumas faciales, la reconstrucción de atrofias maxilares, las cirugías ortognáticas, así como el tratamiento quirúrgico de cualquier anomalía relacionada con los maxilares.

1.3.2. El odontólogo o estomatólogo

El primer título de odontólogo en España fue creado en la Real Orden de 1901. Para obtenerlo había que cursar los dos primeros años de Medicina, que daban paso a la licenciatura de Odontología que se impartía en esa misma facultad. Eran 5 años de carrera y solo en el último se trataban materias odontológicas, sobre todo la prótesis. Posteriormente esta licenciatura se fue mejorando, añadiendo un año más en el que se trataban más temas odontológicos, aparte de la prótesis.

En 1945 se inaugura en la Universidad Complutense de Madrid la Escuela de Estomatología. En 1948 se crea una nueva orden donde se dicta que "la Escuela de Odontología se denomine Escuela de Estomatología". En este momento se crea el título de médico estomatólogo y se elimina el título de odontólogo. Se da paso así a una especialidad médica llamada estomatología.

Años más tarde, en 1987, se comienza de nuevo la formación de odontólogos en España, con un plan de 5 años independiente de Medicina vigente en la actualidad. Es en esta época cuando se establecen además las profesiones de auxiliar, protésico dental e higienista.

PARA SABER MÁS

Diferencia entre un odontólogo y un estomatólogo

En España, el estomatólogo es aquel profesional que ha estudiado la carrera de Medicina y se ha especializado en Estomatología, mientras que el odontólogo ha estudiado la carrera de Odontología.

Hasta 1986, no existía la licenciatura en Odontología, por lo que los dentistas estudiaban Medicina y después se especializaban en Estomatología. De esta forma obtenían dos títulos: el de licenciado en Medicina y Cirugía y el de médico especialista en Odontología.

Actualmente, la especialidad de Estomatología ya no existe, por lo que ahora los dentistas van siendo licenciados o graduados en Odontología y cada vez va disminuyendo más el número de médicos estomatólogos.

En relación con las competencias sanitarias entre el estomatólogo y el odontólogo hay una gran diferencia, ya que el primero puede ejercer la medicina sin límites mientras que el segundo está limitado al área de la cavidad oral y órganos anejos. En conclusión, un estomatólogo puede ejercer la medicina general y el odontólogo no.

En la ley 10/1986, de 17 de marzo, se detallan las labores del odontólogo y se recalca que la cirugía maxilofacial es el máximo nivel médico especializado en este campo.

En el artículo 1.3 se propugna que el odontólogo tiene la capacidad profesional para realizar las actividades de prevención, diagnóstico y tratamiento de las enfermedades de los dientes, la boca, los maxilares y los tejidos anejos. El dentista se dedica al tratamiento de dientes, encías, implantes y patologías orales, mientras que el cirujano maxilofacial, aunque puede coincidir en algunas áreas de tratamiento con el odontólogo, está especializado en la cirugía de los maxilares, donde se incluyen extracciones complejas, injertos óseos e implantes.

TOMA NOTA

Diferencias entre un cirujano maxilofacial y un dentista

El dentista se dedica al tratamiento de dientes, encías, implantes y patologías orales, mientras que el cirujano maxilofacial, aunque puede coincidir en algunas áreas de tratamiento con el odontólogo, está especializado en la cirugía de los maxilares, donde se incluyen extracciones complejas, injertos óseos con implicación de otras zonas del cuerpo o reparación de lesiones o traumas que van más allá de la cavidad oral, encontrándose siempre dentro de la porción facial.

Además, en cuanto a la formación, un cirujano maxilofacial tiene que ser licenciado o graduado en Medicina y Cirugía, mientras que un dentista puede serlo o no, ya que existe la licenciatura o grado de Odontología independiente de la medicina.

✓ Funciones del odontólogo

1. Prevención: revisiones, fluorizaciones, selladores, profilaxis...
2. Restauradores y rehabilitadores: obturaciones, endodoncias, prótesis, extracciones, implantes, tratamientos periodontales, mantenimientos...
3. Otras funciones: prescripción de medicamentos, realización de radiografías.

1.3.3. El higienista bucodental

El padre de la higiene dental fue el Dr. Alfred C. Fones, quien creó en 1913 una escuela propia en Estados Unidos para esta profesión. Era un odontólogo muy interesado en las técnicas de higiene y pulido y enseñaba a sus pacientes técnicas de higiene.

A principios del siglo XX se empiezan a formar como profesionales con su propio programa docente, en el cual se enseñan conceptos básicos de odontología, técnicas de limpieza y pulido, Se centran específicamente en la profilaxis dental de la población infantil.

En su origen, fueron denominadas *enfermeras dentales,* pero este término quedaba relacionado con la enfermedad, por lo que fue sustituido por *higienista dental* ya que estaba ligado a la prevención y a la salud. Este es el término que utilizamos hoy en día.

PARA SABER MÁS

Para saber más sobre la historia del higienista bucodental puedes visitar la página web enlazada en este código QR.

A día de hoy, los higienistas dentales ocupan un puesto imprescindible en la clínica dental, pues se encargan de las labores de promoción de la salud oral, así como de ayudar al odontólogo en su práctica diaria.

INTERESANTE

Irene Newman, auxiliar del Dr. Fones, fue la primera higienista. De ahí que el día 20 de octubre, santa Irene, sea el Día Nacional de la Higiene Bucodental. Puedes leer más sobre ello si escaneas este código QR.

En el artículo 3 de la ley 10/1986 del 17 de marzo destinado al higienista dental, donde se dicta que es obligatorio tener el título de formación profesional de grado superior de higiene bucodental para realizar, siempre bajo la supervisión de un odontólogo las siguientes labores (cuadro 1.1):

Recurso web www

Escanea este código QR y encontrarás un artículo sobre la profesionalidad del higienista dental.

CUADRO 1.1
Funciones del higienista bucodental

Funciones técnico asistenciales	Funciones de salud pública	Funciones administrativas
• Aplicación tópica de flúor. • Colocación de hilos de retracción. • Colocación de selladores de surcos y fisuras con técnicas no invasivas. • Pulir obturaciones. • Colocar y retirar el dique de goma. • Realizar profilaxis dentarias eliminando cálculo y tinciones dentarias. • Tomar impresiones. • Realizar radiografías. • Hacer blanqueamientos dentales.	• Recogida de datos para su uso clínico o epidemiológico. • Educación sanitaria: instrucciones de higiene y control de dieta. • Exploración bucodental.	• Programar y organizar agendas. • Registro de datos.

1.3.4. El auxiliar dental

En la actualidad, el Ministerio de Educación no reconoce esta titulación, por lo que esta profesión es ejercida por los auxiliares de enfermería o los higienistas dentales generalmente.

Los auxiliares deben tener un conocimiento global de los tratamientos odontológicos, así como el funcionamiento general de la cínica, en función del tamaño de la clínica dental realizará unas funciones u otras.

A grandes rasgos, los auxiliares dentales se encargan de la atención al paciente, de la gestión del instrumental y de la asistencia al odontólogo.

✓ Funciones que puede desempeñar un auxiliar

- Preparación del gabinete: se encarga de organizar todo el instrumental necesario para cada tratamiento, así como de la limpieza del gabinete y su material.
- Ayuda al odontólogo: en tareas tales como la aspiración de saliva, proporcionar el instrumental necesario, separación de tejidos, cambio de instrumental, facilitar la visión y velar por la comodidad del paciente en el gabinete.
- Limpieza del instrumental: después de cada tratamiento, deben limpiar y esterilizar el material.
- Gestión administrativa: hacer tareas de recepción contestando el teléfono, preparar las fichas, recibir a los pacientes, realizar cobros, programar citas y gestionar pedidos.

1.3.5. El recepcionista

Este puesto generalmente se da en clínicas grandes. En clínicas más pequeñas la función suele realizarla el auxiliar.

El recepcionista tiene un papel muy importante y global en la clínica dental. Al ser la primera persona que el paciente se encuentra al entrar en la consulta, debe dejar una buena imagen y dar un buen trato.

✓ Funciones que puede desempeñar un recepcionista

- Atención telefónica y personal: atendiendo peticiones y gestionando dudas de forma eficaz.
- Gestión de la agenda: organización de citas con tiempos adecuados.
- Elaboración de presupuestos: de esta forma el odontólogo no tiene que involucrarse en esta labor administrativa.
- Gestión de fichas de pacientes: para un buen control y una atención personalizada.

1.4. Instalaciones y dependencias de la clínica dental

Una clínica dental es un centro especializado que permite la atención integral, la prevención y el tratamiento odontológicos para otorgar a los pacientes una correcta salud bucodental. En ella se encuentra todo el equipamiento, el material y el instrumental necesario para tal fin y para dar al paciente el mejor trato.

Cada comunidad autónoma establece una normativa en cuanto a las instalaciones y especificaciones técnicas que han de tener cada una de ellas. Como norma general deben cumplir una serie de requerimientos, que son los siguientes:

- ✓ Tener unas dimensiones adecuadas.
- ✓ Un entorno que permita trabajar bajo los principios básicos de ergonomía.
- ✓ Permitir una circulación fluida de pacientes y profesionales.
- ✓ Tener unas áreas de trabajo organizadas.
- ✓ Hacer de la consulta un lugar confortable.

El espacio en la clínica debe ser un espacio rentable y optimizado al máximo según las funciones que se van a desempeñar en la consulta.

Dentro de la clínica dental podemos encontrar dos áreas bien diferenciadas (cuadro 1.2):

1. *Área clínica:* donde se desarrollan las labores relacionadas con el tratamiento odontológico.
2. *Área no clínica:* destinada a distintos servicios imprescindibles para el funcionamiento de la clínica.

CUADRO 1.2
Clasificación de las áreas de la clínica dental

Área clínica	Área no clínica
Gabinete Área radiográfica Laboratorio Almacén Área de esterilización Sala de máquinas	• DE LOS PACIENTES: Entrada Recepción Sala de espera Despacho • DEL PERSONAL: Aseos y vestuarios de personal Área de descanso

1.4.1. Área clínica

Es la zona de la consulta dedicada a la parte clínica donde se llevan a cabo las labores asistenciales del paciente, ya sea de forma directa (gabinete) o de forma indirecta, a través de tareas que complementen el tratamiento (área de rayos).

A) Gabinete dental

También denominada sala clínica operatoria. Constituye el núcleo central de la clínica ya que es en esta área donde se realiza la asistencia dental (figura 1.1).

Esta provista de los elementos indispensables necesarios para el diagnóstico y el tratamiento.

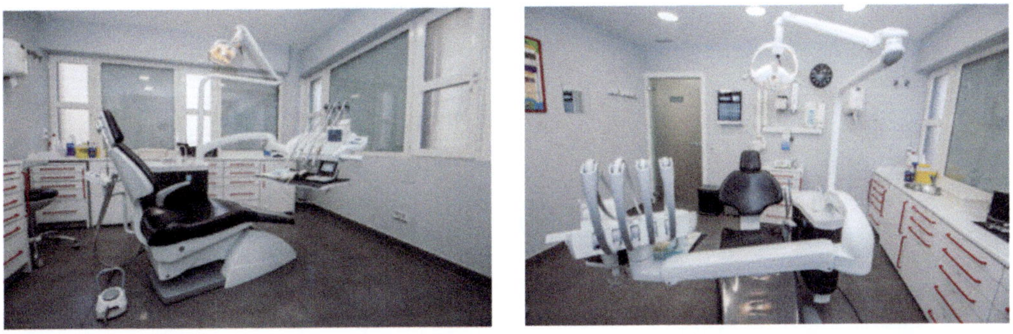

Figura 1.1
Gabinete dental

A continuación, se detallan los tipos de gabinete dental:

1. *Cerrado o individual:* es la forma más común. En ella cada paciente es atendido de forma individual. Se trata de una sala independiente que otorga privacidad a la hora de atender al paciente. El inconveniente es que hace falta más espacio y más aparatología en la clínica, ya que cada gabinete posee su propia equipación. Su tamaño mínimo ronda los 9-10 metros cuadrados (figura 1.2).

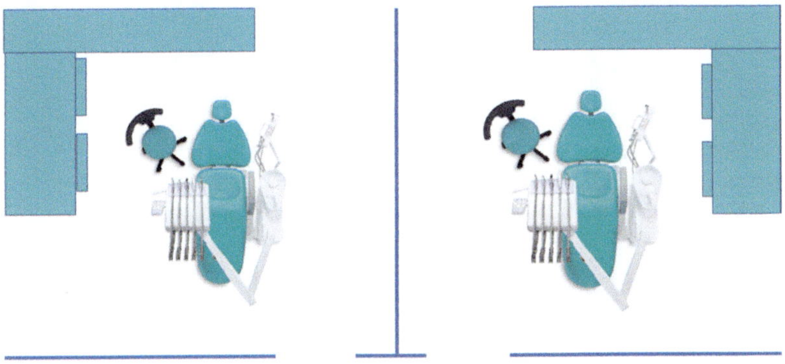

Figura 1.2
Gabinete dental cerrado o individual
Fuente: Suzhou Victor Medical Equipment®

2. *Abierto:* se trata de un área grande con varios equipos dentales en los que se atiende de forma simultánea a varios pacientes. Son comunes de clínicas especializadas en niños o en ortodoncia, que requieren menos espacio y pueden compartir material; pero presentan como inconvenientes la realización de radiografías, ya que no es conveniente que haya gente alrededor y la pérdida de privacidad (figura 1.3).

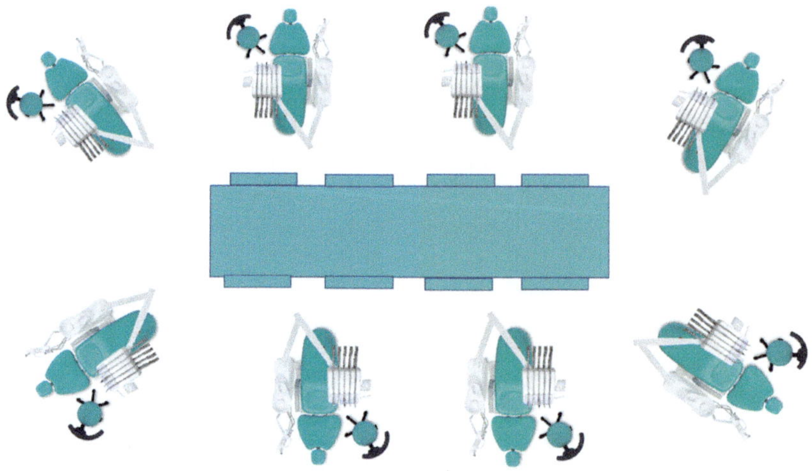

Figura 1.3
Gabinete dental abierto

3. *Semicerrado:* los gabinetes están separados por biombos o paneles que no llegan hasta el techo, lo que confiere al paciente una sensación de privacidad mayor que en los abiertos, aunque también comparten equipamientos y están comunicados entre ellos. Son típicos de clínicas universitarias (figura 1.4).

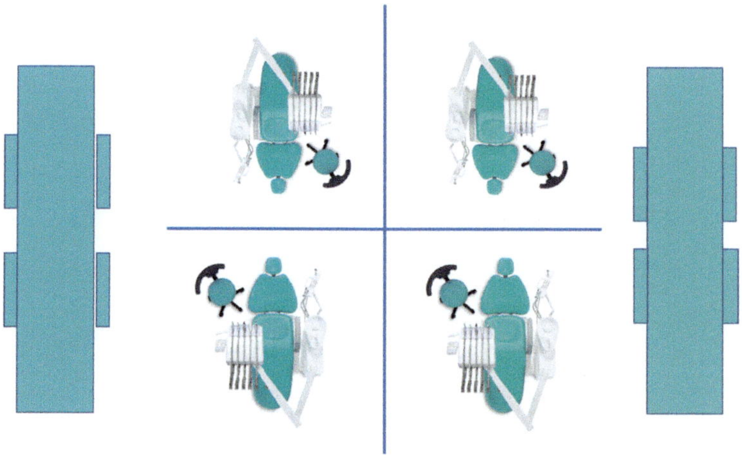

Figura 1.4
Gabinete dental semicerrado

Los principales elementos del gabinete dental son los siguientes:

1. *Sillón dental:* es la pieza principal ya que en él se realizan los tratamientos. Se trata de un sillón anatómico articulado con instrumental mecánico incorporado que se controla mediante un pedal. Además, incluye escupidera, sistema de aspiración y una bandeja para colocar el instrumental.

   Su colocación debe ser la adecuada para no entorpecer el paso, permitir el correcto movimiento del personal, así como la apertura de puertas y ventanas.
2. *Muebles auxiliares:* están destinados al almacenamiento del instrumental necesario para la realización de la práctica odontológica. Deben estar compartimentados para posibilitar el orden en la colocación del instrumental y permitir la fácil visualización de los elementos. Suelen ser bajos para poder acceder a ellos mientras se está sentado trabajando. Es recomendable que tengan un tope o freno de seguridad. Además, han de estar realizados de un material que sea de fácil limpieza y desinfección.
3. *Equipo de radiología intraoral:* se trata del aparato para realizar radiográficas periapicales y aletas de mordida, que son de gran ayuda para el diagnóstico odontológico.

   El equipo de rayos extraoral (ortopantomógrafo) debe situarse fuera del gabinete.
4. *Sillas:* han de ser confortables, anatómicas y regulables, con ruedas que permitan que los profesionales se manejen de forma más cómoda durante el tratamiento odontológico.
5. *Lavabo:* imprescindible para el lavado de manos del personal y para la obtención de agua en aquellos procesos donde se requiera, como por ejemplo calentar ceras o lavar una prótesis.

B) Área de revelado de radiografías

Hasta hace unos años la radiografía analógica era la que se empleaba a diario en todas las clínicas dentales, consistía en la realización de una radiografía sobre una película que había que revelar empleando unos líquidos y una luz específica.

En la actualidad, la radiografía digital (radiovisiografía) es el presente en la mayoría de las clínicas dentales, donde nos ahorramos el proceso de revelado, ya que tras el disparo se proyectan directamente en el ordenador (figura 1.5).

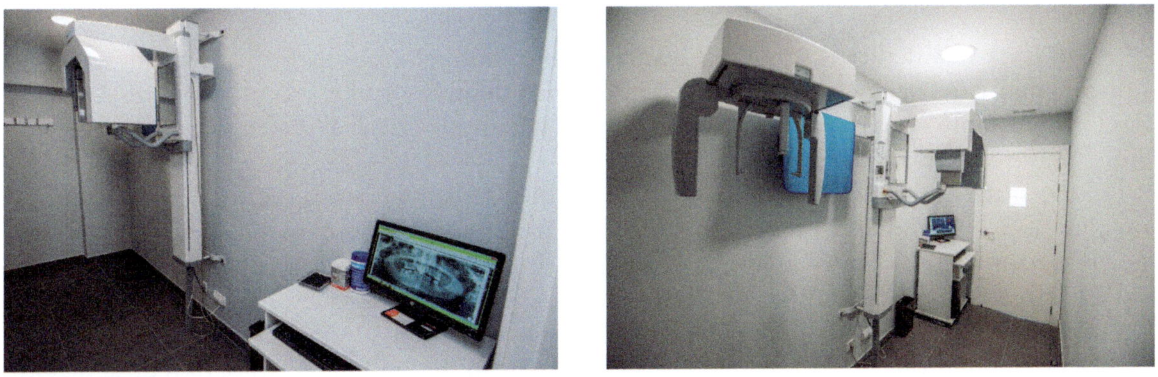

Figura 1.5
Sala de radiografía panorámica

Sin embargo, hay clínicas que continúan con el revelado analógico, por lo que es imprescindible la presencia de una zona de revelado que puede estar dentro del gabinete aislada de la luz o en una sala aparte.

El revelado puede hacerse con:

1. *Máquinas de revelado:* procesan la película automáticamente introduciéndola en los líquidos de forma seriada.
2. *Cabinas de procesado manual:* tiene 4 recipientes donde manualmente se introduce la película de forma secuencial para revelar la placa.

En cuanto a las radiografías extraorales, deben estar situadas en una sala cerca del gabinete para ganar eficacia. Esta contará con medidas de seguridad impuestas por la ley en cuanto a tamaño y en cuanto a sistemas de aislamiento y protección, además ha de estar señalizada y controlada por el personal de la consulta para que se sigan las normas establecidas.

C) Laboratorio

Es la zona destinada al vaciado de modelos, el montaje en el articulador, la elaboración de essix (férulas de vacío), el retoque de prótesis, etc.

Su tamaño, equipamiento y tecnología variarán en función de cada clínica y las especialidades que se desarrollen.

D) Almacén

Área donde se encuentra el *stock* de material de uso frecuente y donde se coloca aquel material extra que se emplea en la consulta. En este lugar se almacena tanto material odontológico (guantes, mascarillas, fresas...) como material de oficina (folios, grapadoras, tinta de impresora...). Al haber material que necesita almacenarse frío (geles blanqueadores), es común que haya una nevera.

E) Área de esterilización

Esta zona está dedicada a la limpieza, la desinfección, el embolsado y la esterilización del instrumental. Aquí se encuentra la autoclave, la cuba de ultrasonidos y la máquina de embolsado. Es importante que posea, al menos, un lavabo para poder lavar el material si está manchado antes de introducirlo al autoclave.

Debe situarse cerca del gabinete, aunque puede estar situada en la zona del pasillo del área no clínica, es bueno que sea una zona acristalada para que el paciente pueda ver lo que ocurre en el interior y los procesos de limpieza que se llevan a cabo para dar una buena imagen.

No hace falta que sea muy grande, lo que sí es importante es que tenga todo lo necesario para desarrollar con éxito la cadena de esterilización.

Debe ser una zona cuidada al máximo donde se sigan siempre unos protocolos de actuación estudiados.

F) Sala de máquinas

En esta área se encuentra el compresor. Como hace mucho ruido es recomendable que estén insonorizadas sus paredes y que esté alejado del gabinete y de la zona donde se encuentran los pacientes pues resulta molesto.

1.4.2. Área no clínica

A) Recepción

Debe estar situada cerca de la puerta para así recibir y despedir a los pacientes, y también cerca de la sala de espera para poder tener un control sobre esta y tener a los pacientes informados (figura 1.6).

Debe estar diseñada de tal forma que todo tipo de pacientes puedan tener acceso a ella: niños, adultos, pacientes minusválidos, pacientes ancianos…

La recepción es la carta de presentación de la clínica, por lo que debe ser un espacio limpio y cuidado que agrade a los pacientes. El personal que se encuentre en esta zona ha de ser amable, servicial y con una buena imagen.

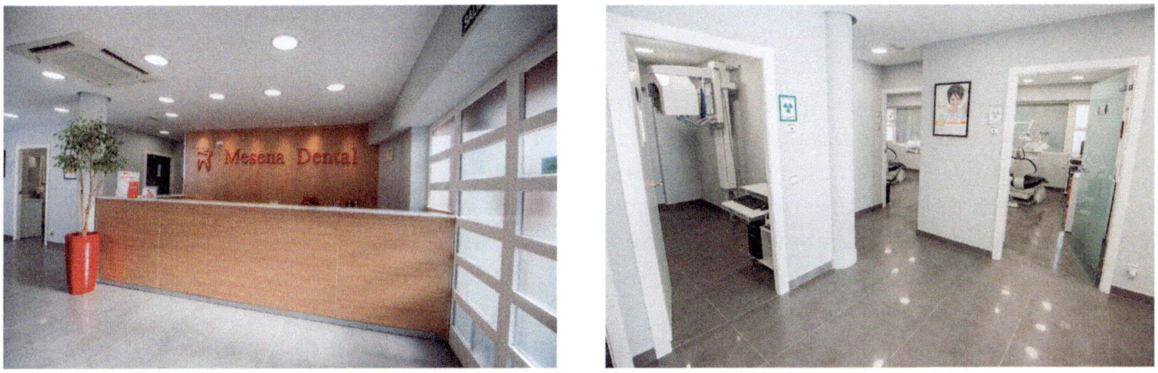

Figura 1.6
Recepción y distribuidor

B) Sala de espera

Estará ubicada cerca de la recepción y del gabinete. Sus dimensiones serán variables en función del volumen que pueda aceptar cada clínica.

La sala de espera debe ser abierta para que pueda ser controlada desde recepción. En esta zona el paciente va a rellenar datos o encuestas, puede obtener información de forma pasiva a través de folletos o vídeos

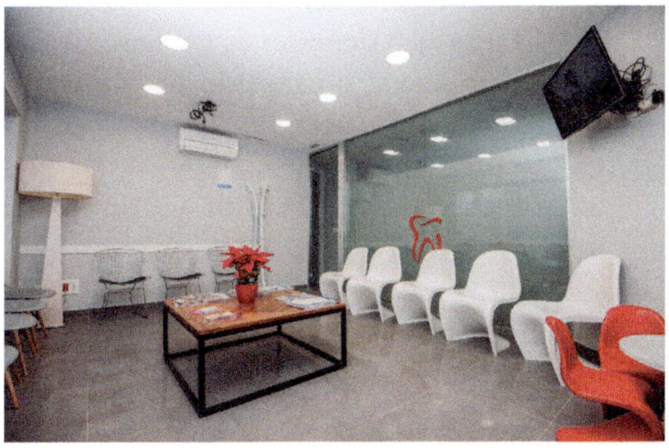

Figura 1.7
Sala de espera

informativos. Es el lugar de relajación previa (música ambiental, revistas, juegos…). También pueden colocarse plantas o peceras, ya que son útiles para inducir la calma (figura 1.7).

La decoración debe de ser con líneas sencillas, y tonos claros y armónicos y debe tener mobiliario tanto para que el paciente esté cómodo (sillas, mesas, sillones...) como mobiliario para que dejen sus pertenencias (percheros, paragüeros…) y artículos de entretenimiento (revistas, televisión, juguetes para los niños…).

C) Despacho

Es el lugar destinado al estudio del profesional y es también donde se hacen entrevistas y se mantienen conversaciones con los pacientes guardando más privacidad que en la recepción. Esta área está destinada a la entrega y explicación de presupuestos o de los tratamientos.

El despacho contará con una mesa y varias sillas para los pacientes y con suficiente espacio para que puedan acceder los minusválidos. Ha de tener un buen sistema de iluminación que permita leer y escribir.

La decoración tiene que seguir las líneas sencillas de la consulta e incluir algún detalle que aporte confort al paciente como cuadros, plantas, fotos, títulos…

D) Aseos y vestuarios de personal

En función del espacio que tenga la consulta, los servicios y el número de ellos pueden ser variables. Lo ideal es que haya unos servicios para el personal y otros para el uso de los pacientes (hombre y mujer). Deben estar perfectamente señalizados.

En clínicas de gran superficie tendremos aseos para personal y para pacientes mientras que en clínicas más pequeñas habrá un único servicio de uso comunitario.

Los aseos han de contar con unas normas de higiene básicas:

- El jabón será líquido ya que las pastillas tradicionales son un caldo de cultivo para bacterias. Si puede ser un jabón antiséptico mejor.
- Evitar las toallas de rizo o los secadores de toalla rotatorios por la falta de higiene que generan. Es recomendable tener secadores de manos bien sean de aire caliente o de rollo desechable.
- El inodoro debe tener tapa, un dispensador de salvainodoros desechables para extremar la higiene y un líquido desinfectante para el agua cada vez que se tire de la cadena. Además, contaremos con un contenedor específico en el inodoro de señoras con tapa y antivuelco.
- El suelo debe ser antideslizante y de fácil limpieza.

Los vestuarios son una zona destinada al personal de la clínica en la que hay taquillas donde se deposita la ropa y los objetos personales de cada trabajador y donde se almacena al final de la jornada el uniforme de trabajo.

E) Área de descanso

Esta zona está dedicada al personal, para que puedan realizar actividades tales como comer o descansar cuando no están trabajando. En función del tamaño de la clínica esta área va a ser de una forma u otra.

Se trata de un *office* que suele tener una mesa con sillas para poder estar y comer, así como una nevera, un fregadero y un microondas para poder preparar la comida.

En muchas clínicas encontramos en este área los vestuarios y los aseos de personal.

Actividad propuesta 1.2

Elabora un plano en el que se distingan las distintas estancias en una clínica dental con un mínimo de 2 gabinetes.

1.5. Programación del trabajo del gabinete dental

La clave del éxito en la actividad odontológica diaria reside en la capacidad de organizar y gestionar las citas del gabinete. Las personas encargadas de esta labor deben ser buenas conocedoras de los tiempos que cada profesional necesita para cada uno de los tratamientos realizados en la consulta, así como la gestión de imprevistos o urgencias que se dan de forma diaria y que no deben alterar de forma negativa la agenda planificada ni los tiempos programados.

Para una correcta gestión del tiempo hay que tener en cuenta los siguientes parámetros:

1. *Tiempo productivo:* periodo en el cual el gabinete está en funcionamiento y por lo tanto está generando ingresos. Una correcta gestión de la actividad implica aprovechar al máximo el tiempo productivo.
2. *Tiempo no productivo:* periodo en el que la consulta no está produciendo ingresos dado que no se está realizando ninguna actividad. Los motivos principales son los siguientes:

   a) *Tiempo no programado:* aquel en el que la agenda está vacía al no haberla llenado con ningún tratamiento para algún paciente.
   b) *Visitas anuladas:* tiempo que estaba planificado para un tratamiento pero se han visto canceladas en un momento en el que no ha habido tiempo de rellenarla con otro paciente. Es recomendable confirmar las citas con antelación para asegurar el máximo de citas posibles.
   c) *Pacientes que no acuden a la consulta:* son tiempos no productivos imprevisibles, ya que no acuden y no avisan y que generan dificultad para transformar ese hueco en tiempo productivo. Se puede intentar llamar a los pacientes que vienen con posterioridad para adelantarles un poco la cita.

Es muy importante para una buena gestión minimizar al máximo el tiempo no productivo en una consulta, para ello nos pueden servir de ayuda las siguientes medidas:

- ✓ Recordar las citas a los pacientes con antelación ya sea mediante llamada telefónica, SMS o WhatsApp.
- ✓ En visitas de pacientes que suelen fallar a las citas, se puede duplicar la agenda con otro paciente cuya cita sea sencilla (revisión, urgencia, retirada de puntos...) para poder aprovechar el tiempo.

1.5.1. Planificación de los horarios del equipo

En la consulta el horario del equipo debe estructurarse en función de la jornada laboral establecida, los recursos humanos y la infraestructura de la clínica para que en todo momento haya el máximo número de gabinetes ocupados y el máximo número de profesionales trabajando con todos los recursos disponibles a su alcance.

Una vez establecidos los horarios en los que cada profesional va a ocupar el gabinete, es importante organizar los tiempos. Para ello, se va a detallar el tiempo que se necesita para realizar los distintos tipos de tratamientos (cuadro 1.3).

CUADRO 1.3
Distribución de tiempos en la consulta

Primeras visitas	• Importante no hacer esperar al paciente y dedicarle tiempo para que nos cuente su motivo de consulta. • Si acude por primera vez a la consulta, debe rellenar distintos cuestionarios (de salud, protección de datos...). • Suele ser necesaria la realización de pruebas diagnósticas, como radiografías, fotos o pruebas de vitalidad.	30-45 minutos
Citas cortas	• Tratamientos que no precisan mucho tiempo, por lo que pueden intercalarse con otras citas en la agenda. • Revisiones, urgencias, citas de ortodoncia mensuales, retoques de prótesis...	5-15 minutos
Citas de duración media	• Tratamientos comunes que suelen precisar un tiempo medio. • Obturaciones, endodoncias simples, curetajes, limpiezas...	30-60 minutos
Citas de duración larga	• Tratamientos que precisan más tiempo de gabinete. • Tallados, endodoncias multirradiculares, blanqueamientos en clínica, rehabilitaciones completas.	60 minutos
Cirugía	• Tratamientos más extensos en los que hay que contar con el tiempo necesario para preparar el campo estéril y todo el instrumental.	Más de 60 minutos

Es recomendable, antes de dar citas, consultar con el profesional el tiempo que va a necesitar para realizar el tratamiento específico que precise. Hay que tener en cuenta que no todos los pacientes son iguales de trato ni un mismo tratamiento es estándar para todos. Asimismo, una vez esté elaborada la agenda se debe mostrar al odontólogo para que apruebe que es posible llevarla a cabo.

Es importante que el gabinete cuente con un reloj de pared para que el profesional pueda ir controlando el tiempo que va consumiendo y así poder cumplir con la agenda sin demorar las citas próximas.

Las consultas en odontología son con un horario orientativo y hay que hacérselo saber a los pacientes, dado que se puede extender un tratamiento más de lo previsto. Aun así, los pacientes han de acudir puntuales a la cita para no retrasar la agenda del profesional.

Actividad propuesta 1.3

Elabora una agenda de un día en una consulta dental de dos gabinetes y explica por qué la has organizado de esa forma.

1.6. Programas de gestión de la clínica dental y bases de datos

Hasta hace unos años la forma habitual de recoger los datos de los pacientes tales como historias clínicas, filiaciones, fotografías, radiografías o consentimientos era manual, se entregaban al paciente una serie de documentos que tenía que rellenar y firmar y se almacenaban en ficheros.

En la actualidad ese sistema de archivo ha quedado un poco obsoleto gracias a la revolución informática que nos permite tener los datos del paciente, sus radiografías y todo su historial recogidos en un sistema informático que podemos visualizar de forma rápida y sencilla. Aunque cada vez son mas las clínicas que apuestan por este sistema de gestión, aún hay algunas consultas que mantienen la recogida de datos de forma escrita.

Es importante decidir que se va a querer gestionar: datos, imágenes, gestión de citas, historiales, y en función de los requerimientos elegir un programa u otro. Para empezar se debe conocer el sistema operativo de los ordenadores de nuestra consulta. Estos pueden ser tres principalmente: Windows, Apple y Linux. En función de ello seleccionaremos un programa u otro ya que no todos son compatibles con todos los sistemas.

1.6.1. Programas de gestión

A día de hoy existen infinidad de programas informáticos diseñados para gestionar la clínica dental. Para saber elegir el más apropiado para los requerimientos de cada consulta es importante tener en cuenta una serie de características:

a) Ha de ser intuitivo y sencillo para que sea fácil de manejar por todo el personal y no tener que invertir en múltiples formaciones.
b) Debe cumplir con la normativa de protección de datos.
c) Ha de permitir exportar los datos a otros sistemas o hacer copias de seguridad para no perder los datos si ocurre algún problema.

d) Debe reunir la gestión de todos los documentos que se requieran, tanto de imagen como de historial, para no tener que utilizar diferentes sistemas que suponen una complicación en el uso.
e) Ha de estar testado y mejorado para que no se bloquee o tenga errores que interfieran en nuestra práctica diaria.

Las ventajas del almacenamiento de datos de forma informática son las siguientes:

a) Se reduce el espacio empleado en el archivo de documentos en papel.
b) Se evitan traspapelados de fichas mal archivadas que posteriormente no se encuentran.
c) Mayor claridad, sin problemas de ilegibilidad de la letra escrita ni tachaduras.
d) Ayuda al ecosistema al emplear menos papel.
e) Permite encontrar la información de cada paciente de forma más rápida.
f) Evita que los datos se vean perjudicados porque el papel se ha visto deteriorado (se ha mojado, quemado, se ha borrado la tinta con el tiempo…).
g) Dan una imagen más moderna a la clínica.
h) Se pueden elaborar mensajes recordatorios a los pacientes.
i) Se puede tener un control sobre presupuestos emitidos y aceptados.
j) Se puede tener un control de gastos de forma más sencilla y exacta.
k) Se facilita la labor administrativa de los auxiliares.

Aunque es un método muy cómodo y actualizado, también tiene una serie de desventajas:

a) Necesita una inversión y una formación inicial.
b) Si se bloquea el sistema informático, no se podrá acceder de forma sencilla a los datos de los pacientes.
c) Para tener digitalizadas las radiografías es necesario cambiar la radiografía analógica por la radiovisiografía.

Actividad propuesta 1.4

Investiga, al menos, 3 programas de gestión diferentes y compara las posibilidades que ofrece cada uno.

Resumen

- La odontología es la ciencia que estudia la cavidad oral y los órganos anejos. Se lleva a cabo en clínicas dentales.
- La organización de personal de la clínica dental está sujeta a las dimensiones de esta y al volumen de pacientes. Puede haber un profesional para cada puesto o también puede, por ejemplo el auxiliar, desempeñar además las funciones de recepcionista.

- Las clínicas dentales tienen dos áreas bien definidas, la clínica y la no clínica. En cada una de ellas se encuentran una serie de zonas bien delimitadas para la comodidad de los pacientes y de los trabajadores.
- En odontología se desechan multitud de residuos de diferentes tipos. Por ello se clasifican en cuatro grupos (I, II, III y IV), y cada uno de ellos tiene una forma específica de trato y de gestión.
- Organizar el tiempo y las agendas es un punto clave en el día a día del gabinete. Aunque los tiempos siempre son orientativos, saber manejarlos y distribuirlos es indispensable para un buen flujo de trabajo.
- Con el avance de las tecnologías, el almacenamiento digital de datos e historiales de los pacientes se ha hecho posible gracias a los programas de gestión con los que ahorramos tiempo y papel.

Ejercicios propuestos

1. Haz un esquema en el que se identifique a cada profesional del gabinete con las tareas que desempeña.
2. Explica el proceso por el cual la odontología dejó de ser una rama de la medicina.
3. Diseña y explica cómo sería un gabinete ideal en una clínica.
4. ¿Cómo tiene que ser el área de esterilización?
5. Elabora la agenda semanal de una higienista en la que se detallen sus tareas diarias.
6. ¿Cuáles son los tratamientos más extensos en los que hay que contar con el tiempo necesario para preparar el campo estéril y todo el instrumental, considerado residuos especiales en odontología?
7. ¿Por qué es importante saber gestionar los tiempos en la consulta?
8. ¿Cómo crees que han influido las nuevas tecnologías en el día a día de una clínica dental?
9. ¿Cómo tiene que ser un programa de gestión?
10. ¿Qué ventajas tienen los programas de gestión?

Práctica n.° 1

Reacción del recepcionista ante situaciones adversas

Como se explica en el apartado 1.3.4, la función del recepcionista es muy importante, ya que es la primera persona con la que entran en contacto los pacientes y a quien se dirigen cuando tienen alguna pregunta.

Objetivo	Dar solución a los problemas que se presentan a continuación: *a)* Paciente que lleva esperando 45 minutos en la sala de espera y está enfadado. *b)* Paciente que, tras realizarse un tratamiento, no tiene dinero para pagarlo.

Lee y debate en clase

Temas para debatir:

- ¿Cómo puede afectar la satisfacción de un paciente en el éxito clínico?
- ¿Qué medidas se pueden tomar para mejorar el concepto de dentista que tiene el paciente?
- ¿Cuáles son los factores más importantes que determinan la satisfacción del paciente?

Lee el artículo titulado "La satisfacción del paciente con la atención técnica del servicio odontológico" publicado en la *Revista de Salud Pública y Nutrición* (volumen 12, número 1) en 2011 y debate sobre los temas propuestos. Puedes acceder al artículo completo escaneando el código QR adjunto. A continuación, te adelantamos un fragmento:

> La satisfacción del paciente es uno de los aspectos que, en términos de evaluación de los servicios de salud y de la calidad en la atención, ha venido cobrando mayor importancia en salud pública, siendo considerada desde hace poco más de una década uno de los ejes de evaluación de los servicios de salud.

ACTIVIDADES DE AUTOEVALUACIÓN

1. ¿Cuál de los siguientes no es una rama de la medicina?
   - ☐ *a)* Cardiología.
   - ☐ *b)* Estomatología.
   - ☐ *c)* Odontología.
   - ☐ *d)* Pediatría.

2. ¿Cuál de las siguientes profesiones no tiene un grado formativo reconocido?
   - ☐ *a)* Protésico.
   - ☐ *b)* Auxiliar de odontología.
   - ☐ *c)* Higienista dental.
   - ☐ *d)* Auxiliar de enfermería.

3. ¿Qué color es el menos adecuado para una sala de espera?
   - ☐ *a)* Colores pastel.
   - ☐ *b)* Colores neutros.
   - ☐ *c)* Colores chillones.
   - ☐ *d)* Blanco.

4. ¿Cuál de los siguientes no forma parte del área clínica?
   - ☐ *a)* Gabinete.
   - ☐ *b)* Esterilización.
   - ☐ *c)* Recepción.
   - ☐ *d)* Todas las opciones anteriores son correctas.

5. ¿Cuál de los siguientes forma parte del área no clínica?
   - ☐ *a)* Despacho.
   - ☐ *b)* Gabinete.
   - ☐ *c)* Vestuarios.
   - ☐ *d)* Sala de rayos X.

6. ¿Qué tipo de gabinete es más común?
   - ☐ *a)* Cerrado.
   - ☐ *b)* Individual.
   - ☐ *c)* Abierto.
   - ☐ *d)* Las respuestas *a)* y *b)* son correctas.

7. ¿Qué requisitos debe tener un programa de gestión?
   - ☐ *a)* Ser intuitivo.
   - ☐ *b)* Cumplir con la normativa de protección de datos.
   - ☐ *c)* Permitir hacer copias de seguridad.
   - ☐ *d)* Todas las opciones anteriores son correctas.

8. El tiempo no productivo es:
   - ☐ *a)* Tiempo en el que el paciente se retrasa.
   - ☐ *b)* Tiempo en el que la clínica está cerrada.
   - ☐ *c)* Tiempo en el que el odontólogo está haciendo una obturación.
   - ☐ *d)* Las opciones *a)* y *b)* son ciertas.

9. Una cita de duración media es de:
   - ☐ *a)* 10 minutos.
   - ☐ *b)* 20 minutos.
   - ☐ *c)* 30 minutos.
   - ☐ *d)* Ninguna de las opciones anteriores es correcta.

10. Una ventaja del uso de programas de gestión es:

- ☐ *a)* Necesita una inversión inicial.
- ☐ *b)* Necesita formación.
- ☐ *c)* Se facilita la labor administrativa.
- ☐ *d)* Todas las opciones anteriores son correctas.

SOLUCIONES:

1.	a	b	**c**	d
2.	a	**b**	c	d
3.	a	b	**c**	d
4.	a	b	**c**	d
5.	**a**	b	c	d
6.	a	b	c	**d**
7.	a	b	c	**d**
8.	a	b	c	**d**
9.	a	b	**c**	d
10.	a	b	**c**	d

2

Aplicación de procesos para la recepción de pacientes

Objetivos

- ✓ Establecer las bases para la correcta atención a los pacientes.
- ✓ Mejorar las técnicas de comunicación en la consulta.
- ✓ Optimizar el proceso de citación de pacientes.
- ✓ Conocer el protocolo de envío y recepción de correspondencia.
- ✓ Profundizar en las distintas formas de pago que se ofrecen en la clínica dental.
- ✓ Aprender sobre técnicas de marketing destinadas a la consulta.

Mapa conceptual

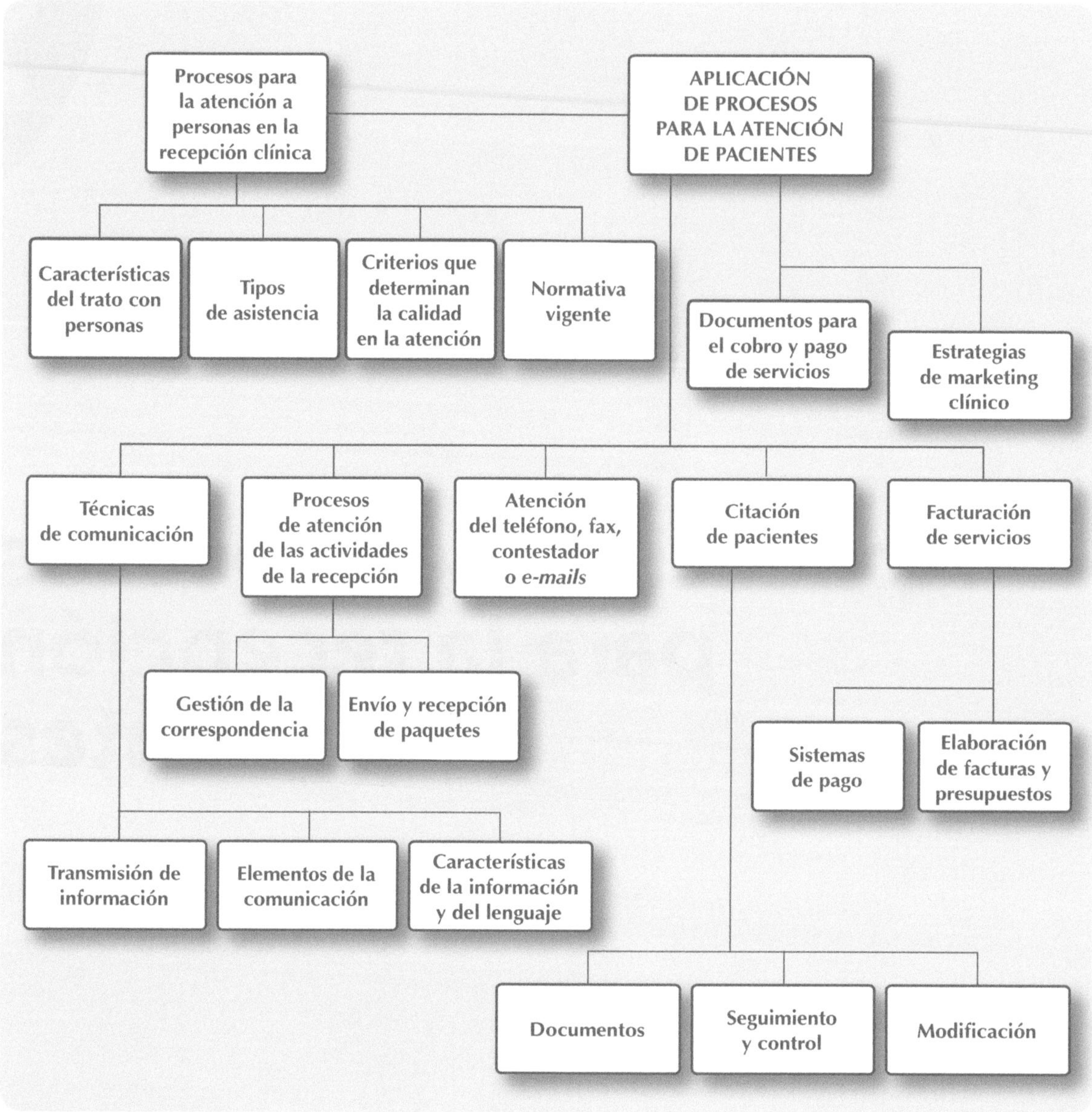

Glosario

Canal. Es el método a través del cual se transmite la información. Si el mensaje es oral, el canal será el aire, pero si el mensaje es escrito el canal será el periódico, la carta, el boletín o el lugar donde se presente esa información.

Cheque. Documento por el que una persona (librador) ordena a su banco (librado) que pague una cantidad de dinero a otra persona o empresa (beneficiario o tenedor).

Eficiencia. Balance entre lo que se ofrece y lo que se consigue.

Empatía. Habilidad de ponerse en el lugar del otro, preocuparse por el problema del paciente y saber escuchar respetando las pausas y las explicaciones.

Función conativa. Busca influir en el comportamiento del receptor y provoca su reacción (preguntas, órdenes...).

2.1. Procesos de atención a personas en la recepción de la clínica o servicio de salud bucodental

Los trabajos que más cualidades exigen a los profesionales que los desempeñan son los de cara al público ya que, además de precisar la información específica que requiera ese puesto, se deberán tener unas habilidades sociales que permitan desarrollar el trabajo plenamente.

Todo el personal de una clínica dental tiene un trabajo *front-office* o, lo que es lo mismo, de cara al público. Los pacientes buscan un ambiente cálido y confortable ante un entorno que muchos de ellos catalogan como un espacio desagradable, por ello es muy importante el trato cercano y familiar hacia ellos.

Es básico que los trabajadores estén motivados en el entorno laboral para que de esta forma puedan dar la mejor versión de ellos mismos y dar al paciente el trato más humano y cercano posible.

2.1.1. Características y condiciones del trato con personas

La atención que se dé al paciente va a influir en la opinión sobre la clínica y va a ser decisiva en la aceptación o el rechazo del tratamiento recomendado. Una atención exquisita va a marcar la diferencia entre una clínica u otra.

Hay una serie de factores que deben tenerse tener en cuenta (figura 2.1). Son los siguientes:

1. *Buena presencia:* una buena imagen transmite credibilidad, profesionalidad y confianza. El uso del uniforme facilita esta faceta.
2. *Amabilidad:* ofrecer al paciente un trato humano. Acciones tan sencillas como saludar, devolver una sonrisa, llamar al paciente por su nombre o demostrar interés hacia lo que nos cuentan los pacientes, les hace sentir valorados y comprendidos.
3. *Igualdad de trato:* no hacer distinciones entre la clase social o el aspecto de la persona. Toda persona que entra por la puerta es igual que la otra, viene a que se le atienda y se le resuelva un problema y debemos hacerlo indiferentemente de las diferencias que puedan existir.

4. *Empatía:* ponerse en el lugar del otro, preocuparse por el problema de nuestro paciente y saber escuchar respetando las pausas y las explicaciones. De esta forma será más sencillo ofrecer soluciones que satisfagan al paciente. Asimismo, es importante hablar con un léxico adaptado al paciente, evitando tecnicismos que dificulten la comprensión de lo que se explica.
5. *Paciencia:* es una de las características más requerida en el día a día. En la consulta acuden diferentes tipos de paciente, muchos de ellos con dolor, que necesitan que se les entienda y se les dé una solución.

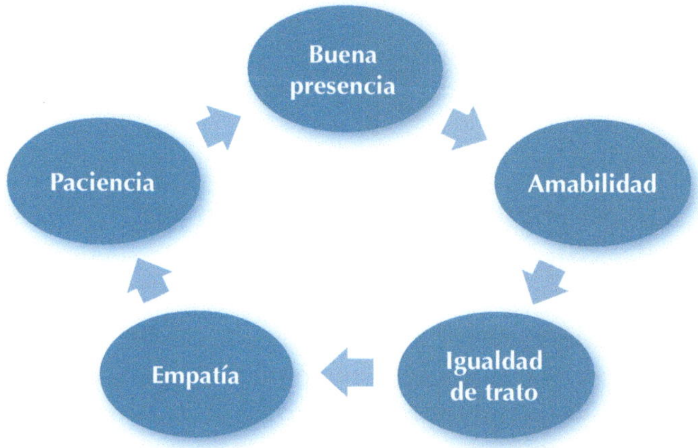

Figura 2.1
Cualidades de un buen recepcionista

2.1.2. Tipos de asistencia posible en el servicio o clínica dental

La asistencia en la clínica puede clasificarse según el tratamiento que se vaya a realizar en:

- *Asistencia programada:* son todas aquellas que están citadas. Pueden distinguirse en función del tipo de tratamiento: consultas, higienes, tratamientos restauradores, endodónticos, cirugías...
- *Asistencia no programada:* son las urgencias, pacientes que acuden sin una cita estipulada.

2.1.3. Criterios que determinan la calidad en la atención a personas

Cuando se habla de calidad en cuanto a la atención, se busca un trato excelente en el que se gestionen los recursos y los elementos del sistema de forma óptima para obtener los mejores resultados, de manera que el paciente se encuentre comprendido y satisfecho con la asistencia recibida y donde aquello que necesita se le ofrece de la mejor forma.

La calidad está determinada por diferentes criterios, entre los que destacan:

✓ *Accesibilidad:* facilidad que el paciente tiene de obtener nuestros servicios.

- ✓ *Aceptabilidad:* conformidad del paciente ante la atención recibida.
- ✓ *Efectividad:* capacidad resolutiva que tenga el proceso que se va a llevar a cabo para solucionar el problema del paciente.
- ✓ *Eficacia:* grado de satisfacción de la resolución del problema.
- ✓ *Eficiencia:* balance entre lo que se ofrece y lo que se consigue.
- ✓ *Mejora continua:* acciones dirigidas a renovarse y optimizar la calidad del trato y del servicio.

2.1.4. Criterios que determinan la calidad en la atención a personas: legislación

En la Ley 41/2002, de 14 noviembre, se recoge el derecho del paciente a conocer cualquier actuación que se le vaya a llevar a cabo en ámbito de salud y el derecho a información epidemiológica. Además, se recoge el derecho a la intimidad, por el cual se ha de respetar confidencialmente los datos de salud del individuo. Se recoge también toda la normativa referente al consentimiento informado (ver apartado 4.3.3 de este libro para más detalle).

2.2. Técnicas de comunicación

Aunque no existe una única definición, se entiende por comunicación el intercambio de ideas entre dos o más sujetos, siendo efectiva si el mensaje ha sido recibido y entendido por el receptor de la forma que el emisor esperaba.

Recuerda

- ✓ La comunicación no es lo que el emisor dice, sino lo que el receptor entiende. Gracias a la comunicación entramos en contacto con el resto de las personas. Sin ella no existirían las relaciones humanas.

2.2.1. Transmisión de la información

En el desarrollo del día a día de la consulta es muy importante el uso de técnicas de comunicación para emitir mensajes de forma efectiva. Hay estudios que demuestran que de la información que se transmite, por lo menos el 20% del mensaje no llega al receptor; por ello es muy importante analizar los gestos y la terminología empleadas.

Aunque de forma habitual se usan los términos *comunicación* e *información* de forma indiferente, no son sinónimos. La comunicación implica repuesta por parte del receptor mientras que la información solo comprende la transmisión del mensaje. La información, por tanto, es un complemento de la comunicación, ya que lo que se transmite siempre es información en forma de mensajes ya sean orales, escritos, gestos...

TOMA NOTA

El *feedback* o retroalimentación es un factor clave en la comunicación, ya que indica si el mensaje que ha formulado el emisor ha sido recibido y bien interpretado o no. Para hablar de comunicación tiene que haber *feedback*.

Para que una comunicación sea efectiva, hemos de tener en cuenta los siguientes conceptos:

a) *Entorno óptimo:* evitar distracciones que capten la atención del receptor y le dificulten la recepción y comprensión del mensaje.
b) *Lenguaje claro:* es importante saber adaptar la información al receptor, evitar tecnicismos si hablamos con un paciente o emplearlos si se está hablando de profesional a profesional.
c) *Información concisa:* seleccionar lo importante del mensaje y evitar el exceso de información para una comunicación idónea.
d) *Captar la atención del receptor:* estar atento a las reacciones de la persona que recibe el mensaje para comprobar que el paciente está interesado y comprendiendo la información que se le está dando.

2.2.2. Elementos de la comunicación

Para que la comunicación se lleve a cabo es necesario que haya una serie de elementos que se van a detallar a continuación (figura 2.2):

1. *Emisor:* sujeto que da el mensaje en un acto de comunicación, puede ser una persona o no. El emisor tiene la misión de codificar o formular el mensaje de tal forma que el o los receptores puedan comprender aquellas ideas o pensamientos que se desean transmitir.
2. *Receptor:* sujeto que recibe el mensaje del emisor. Puede ser un humano, una máquina... Es el destinatario que capta la información. Su función es inversa a la del emisor, ya que, al contrario que este, descifra e interpreta la información obtenida.
3. *Mensaje:* conjunto de elementos informativos que genera el emisor y recoge el receptor. Para que la comunicación sea válida el mensaje debe haber sido recibido y comprendido correctamente por el receptor; para ello, es muy importante que el código empleado sea comprendido tanto por emisor como receptor.
4. *Código:* se define como el conjunto de signos o señales empleados para transmitir una información. Por ejemplo: el lenguaje, las señales, los signos, el código braille...
5. *Canal:* es el medio gracias al cual se transmite la información. Si el mensaje es oral, el canal será el aire, pero si el mensaje es, por ejemplo, escrito el canal será el periódico, la carta, el boletín o el lugar donde se presente la información. Si la comunicación es oral se denomina *canal lenguaje* pero si es escrita recibe el nombre de *canal soporte*.
6. *Contexto:* es la circunstancia, el momento y el espacio en el que se desarrolla el acto comunicativo.

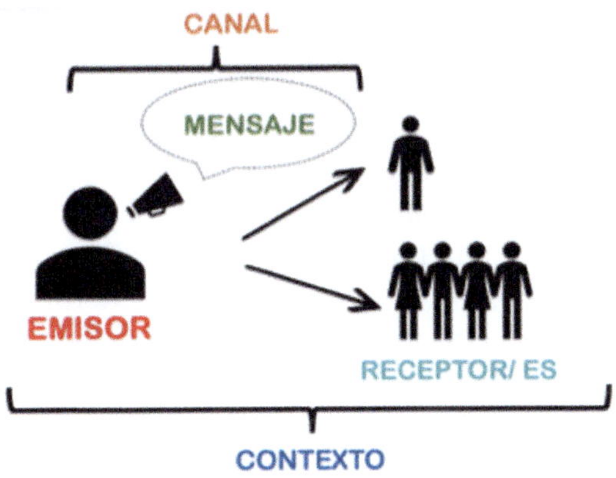

Figura 2.2
Diagrama de comunicación

2.2.3. Características de la información y del lenguaje

Se define lenguaje como el sistema coherente y estructurado de comunicación gracias al cual una persona se puede comunicar con los demás a través del sonido o de los signos. La lingüística es la ciencia que estudia los lenguajes.

El lenguaje puede ser verbal, si está constituido por palabras (en él se incluye tanto el lenguaje hablado como el escrito), o no verbal, en el que se engloban imágenes, símbolos, gestos dibujos...

Se emplea el lenguaje de distintas formas según lo que se quiera transmitir. Es lo que se conoce como funciones del lenguaje (figura 2.3):

1. *Función representativa o referencial:* se busca transmitir la información de forma objetiva.
2. *Función fática:* con ella se inicia, se da continuidad, se interrumpe o se finaliza la comunicación (frases hechas, muletillas, repeticiones...).
3. *Función expresiva o emotiva:* se transmite la información de forma subjetiva (deseos, opiniones, sentimientos...).
4. *Función conativa:* se busca influir en el comportamiento del receptor y provocar su reacción (preguntas, ordenes...).

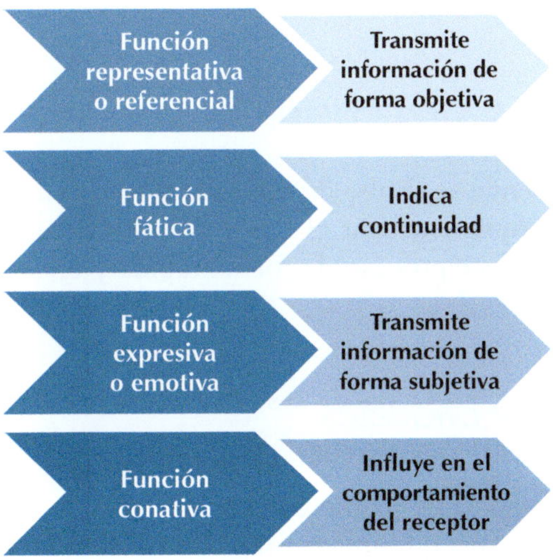

Figura 2.3
Funciones del lenguaje

Para que la información sea de calidad es necesario que se cumplan una serie de normas:

1. *Preciso:* se ha de saber determinar hasta qué punto hay que ser minucioso y exacto a la hora de dar una información determinada.
2. *Completa:* la falta de información puede conllevar una mala comprensión del mensaje.
3. *Adaptada al receptor:* en función de la persona que esté recibiendo el mensaje, esta información tendrá un estilo, o una complejidad u otra.
4. *Veraz y de calidad:* el contenido del mensaje tiene que ser fiable, completo, contrastado y, por supuesto, debe transmitir la verdad.

2.3. Atención de las actividades propias de la clínica dental

Las actividades de la clínica dental son variadas e incluyen la comunicación con pacientes, laboratorios, proveedores, etc. mediante la gestión de la correspondencia, la paquetería y la atención telefónica, entre otras.

2.3.1. Gestión de la correspondencia

En toda empresa, y por tanto en las clínicas dentales, la gestión de correspondencia es una de las tareas diarias del personal administrativo. Como está detallado en el capítulo 1, en función del tamaño y del personal que requiera una determinada consulta esa labor la va a desempeñar el recepcionista cuyo perfil es administrativo o el auxiliar o higienista dental en una consulta más pequeña donde las tareas administrativas también les corresponden.

En la clínica dental es común la recepción de la correspondencia en el día a día. La manera más habitual es en forma de paquetes, los cuales suelen contener instrumental, materiales, elementos de oficina..., o bien trabajos del laboratorio. Estos paquetes deben venir con un albarán de entrega y otro albarán que detalle el contenido, una factura y el material que se espera.

También se reciben cartas, que, a no ser que sean certificadas (en cuyo caso habrá que firmar un acuse de recibo), suelen llegar por correo postal ordinario. Las revistas científicas o los catálogos de productos que mandan las casas comerciales también llegan a la clínica por vía postal y se engloban dentro de la categoría de documentos postales.

2.3.2. Envío y recepción de paquetes

En la clínica dental se recibe de forma habitual gran cantidad de paquetería, por este motivo es muy importante sistematizar el proceso, tanto de envío como de recepción de esta, con el fin de llevar a cabo este proceso de forma rápida y eficaz.

A) Envío de paquetes

La gran mayoría de paquetes que se envían en una consulta corresponden a trabajos de laboratorio. Es normal que una misma clínica trabaje con distintos laboratorios. También pueden enviarse instrumentos para reparar o devolver productos que se han comprado o recibido por error.

La forma de envío de paquetes puede variar en función de la clínica, pero por norma general se sigue la siguiente ruta:

1. *Empaquetar el producto que se quiere enviar:* es importante tener especial cuidado con aquellos productos frágiles (modelos de escayola). Conviene introducir un documento o nota de envío en el que se den las explicaciones pertinentes acerca de lo que se envía y lo que se quiere recibir (figura 2.4).
2. *Detallar en el paquete tanto el emisor como el destinatario:* asegurarse del lugar exacto a donde se quiere enviar el paquete. Al trabajar con diferentes laboratorios es frecuente que se mezclen las direcciones (figura 2.5).

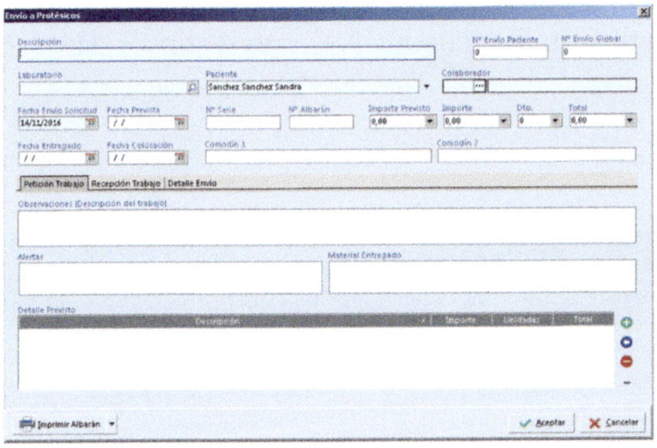

Figura 2.4
Nota de envío de paquetes al laboratorio de prótesis
Fuente: Manual de uso de Gesden®

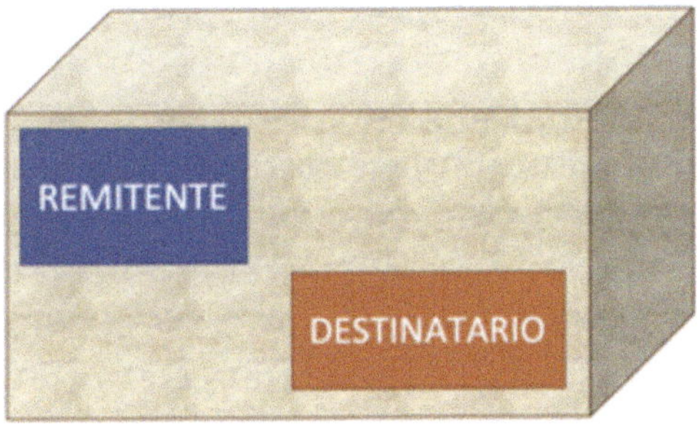

Figura 2.5
Esquema para la colocación de la información en un paquete

3. *Pago del paquete:* habitualmente los envíos no se pagan de forma unitaria sino de forma colectiva, ya sea mensual, trimestral, anualmente... Tanto los laboratorios que suelen tener sus propios mensajeros como las agencias de mensajerías suelen tener convenios con las clínicas.
4. *Envío del paquete:* el mensajero, bien del centro de mensajería o del propio laboratorio, acude a la consulta y recoge los paquetes que estén listos para su envío.

Anotar de forma ordenada los paquetes que salen es de utilidad para mantener un buen control de la correspondencia.

Actividad propuesta 2.1

Simula la emisión de un paquete y de una carta. Haz un croquis de cómo sería el paquete de envío y la sistemática a seguir en la clínica.

B) Recepción de paquetes

Al igual que con los envíos, para la recepción es recomendable seguir una rutina con el fin de sistematizar el proceso y hacer de él un trámite sencillo. Los pasos que se han de seguir son los siguientes:

1. *Recepción:* una vez se recibe la correspondencia se ha de clasificar en función de su contenido (trabajos de laboratorio, pedidos de material, facturas, documentos postales...).
2. *Comprobación:* abrir el paquete y cerciorarse de que lo que se ha pedido es aquello que contiene.
3. *Distribución:* colocar la correspondencia en su lugar, las facturas en el despacho, los trabajos de laboratorio en el gabinete, el material en el almacén...

Se ha de registrar toda la correspondencia que llega de forma detallada para poder tener un control y evitar incidencias. En una tabla predeterminada (cuadro 2.1) con distintos datos se detalla toda la información acerca de lo que se recibe.

CUADRO 2.1
Ejemplo de tabla de recepción de paquetes

N.º de registro	Fecha	Emisor	Destinatario	Contenido	Correcto (sí/no)	Incidencias

Actividad propuesta 2.2

Explica el proceso de recepción de un paquete y de una carta.

2.3.3. Gestión del teléfono, del fax, del contestador o del *e-mail*

A) Atención del teléfono

Los pacientes suelen tener el primer contacto con la clínica por teléfono, ya que llaman para pedir información o concertar una cita. Es muy importante una buena atención telefónica, dado que va a ser la primera impresión que obtengan de la clínica y, muchas veces, la decisión de acudir a una primera cita o buscar otra clínica que les infunda más confianza.

Entre los factores que influyen en el éxito de la atención telefónica cabe destacar los siguientes:

a) Coger el teléfono con una frase corporativa que dé una imagen de seriedad. "Buenos días, ha llamado a Clínica Dental Martín. ¿En qué puedo ayudarle?".

b) Tratar a la persona que se encuentra al otro lado de la línea de forma cordial y de "usted", a no ser que se diga lo contrario.

c) Mostrar amabilidad en el trato. Para ello es imprescindible sonreír, aunque la otra persona solo escuche. Es distinto el tono de un locutor serio que de otro que sonríe.

d) Hablar de forma clara y pausada para asegurar la comprensión del receptor.

e) Adaptar el tono de voz en función del tipo de información que se quiera transmitir.

f) En el lenguaje deben abundar palabras positivas que confirmen y sean precisas y se han de evitar aquellas palabras negativas, agresivas, imprecisas y aquellas demasiado técnicas que dificultan la comprensión.

g) Escuchar al interlocutor para entender sus requerimientos y poder darle la atención que necesita.

h) Buscar la retroalimentación con el fin de comprobar que el paciente ha comprendido la información que se le ha querido transmitir.

i) Evitar dejar a la espera durante largos periodos de tiempo, así como tardar en coger el teléfono. Se debe estar pendiente en todo momento, ya que nunca se sabe cuándo va a sonar.

j) Hacerle saber al paciente que está llamando al número correcto cuando no obtiene respuesta. Además, dar a conocer los horarios de apertura y cierre para poder repetir la llamada en esos momentos.

B) *Atención del fax*

Esta vía de comunicación en la actualidad está prácticamente en desuso y se ha sustituido por el *e-mail*. El fax, abreviación de facsímil, consiste en mandar información escrita desde una máquina que transforma la información en señales eléctricas y llega al destinatario a través de la vía telefónica, permitiendo el envío de documentos de texto e imagen.

Al igual que en el envío postal, es aconsejable tener una hoja de registro de entradas y salidas de fax para tener un buen control.

C) *Atención del* e-mail

El *e-mail* (término inglés para denominar al comúnmente conocido como correo electrónico) se ha convertido en una de las herramientas principales de comunicación en la clínica dental y en todas las empresas. Se trata de enviar una carta con un mensaje a través de internet que llega en el momento al buzón electrónico del receptor.

Para escribir un correo electrónico hay que seguir una serie de pautas:

- Manejar un lenguaje cordial, educado y amable.
- No cometer faltas de ortografía.
- Escribir párrafos cortos y concretos.
- Adjuntar archivos si es preciso.
- Escribir un asunto en su apartado.
- Releer el mensaje antes de ser enviado.
- Firmar siempre al final del correo y añadir el logo corporativo de la empresa.

PARA SABER MÁS

Es recomendable que la dirección de correo electrónico sea corta y sencilla de recordar por los pacientes para no dar lugar a correos perdidos por enviarlos a una dirección errónea.

2.4. Citación de pacientes

La organización es el elemento clave para el éxito de la clínica dental. El trabajo de la consulta se basa en la realización de tratamientos al público, por lo que es importante que se gestionen de forma minuciosa tanto los tiempos como los tratamientos, para que exista una armonía entre los pacientes y los profesionales que van a realizar los distintos procedimientos clínicos con el fin de satisfacer la necesidad del público.

2.4.1. Documentos de citación

La citación de los pacientes se lleva a cabo a través de una agenda. Una programación adecuada de la agenda permite optimizar los recursos de la consulta. De esta forma se consigue exprimir la productividad, aprovechar mejor el tiempo y dar una atención médica de calidad y rápida al paciente. Es importante que la persona que se encargue de llevar las agendas conozca los tiempos de los tratamientos para agilizar y evitar confusiones con los horarios.

Los tipos de agenda son:

1. *Agenda en papel:* se trata del clásico cuaderno en el que cada hoja tiene las señas de cada día del año. En ella se escriben a mano las citas de cada paciente. Aunque son más económicas, suponen un gasto de tiempo mayor ya que, por ejemplo, para buscar una cita en concreto de un paciente hay que pasar las páginas hasta que se encuentre. Además, tienen un espacio más limitado a la hora de escribir anotaciones o detalles de la cita.
2. *Agenda digital:* es aquella que se tiene en el ordenador de forma informatizada y que, con la introducción de los programas de gestión, se ha convertido en una herramienta básica del día a día. En estas agendas es sencillo dar citas, poner la duración y cualquier anotación, así como encontrar una cita determinada con un solo clic. Las desventajas que tiene es la inversión inicial y la dependencia eléctrica, ya que si hay algún problema con el ordenador o los suministros eléctricos será imposible acceder a la agenda, lo que paralizará el día de consulta (figura 2.6).

	GABINETE 1	GABINETE 2	GABINETE 3
9:00-9:30	Román, Luis	Echevarría, Juan	
9:30-10:00	Llanas, Clara	Barcina, Denis	
10:00-10:30	García, Juan	Mediero, Carlos	Bocarte, Marta
10:30-11:00	Garralda, Pepe		Bocarte, Marta
11:00-11:30	Marro, Jesús		Bocarte, Marta
11:30-12:00	Cadet, Pepa	Arroyo, Mar	
12:00-12:30	Díaz, Luisa		Barneda, Luciano
12:30-13:00	Pérez, Joaquín	Corbacho, José	Barneda, Luciano
13:30-14:00	Fedes, Sara		Martín, Rosario
14:00-16:00			
16:00-16:30	España, Raúl		Prada, Juanjo
16:30-17:00	España, Raúl	López, Dolores	Lorenzo, Delia
17:00-17:30	Pinilla, José	Raz, Pilar	Lorenzo, Delia
17:30-18:00	Pinilla, José	Marín, Estefanía	
18:00-18:30	Rodríguez, Luna	Marín, Estefanía	Alfayate, Mercedes
18:30-19:00	Vázquez, Concha	Colina, Lucía	Alfayate, Mercedes
19:00-19:30	Martínez, Javier	Soma, Sandra	Dóriga, Nicolás
19:30-20:00	Soler, Paloma	Pérez, Pedro	Dóriga, Jaime
20:00-20:30	Amador, Pablo	Pérez, Pedro	Dóriga, Jaime
20:30-21:00	Jeca, Rosa		Astún, Mía

Figura 2.6
Agenda digital diaria

2.4.2. Seguimiento y control de citas

Existen distintos métodos para establecer una cita. Entre ellos se encuentran los siguientes:

1. *De forma presencial:* el paciente acude a la consulta para solicitar la cita directamente con la persona encargada de la recepción. Es típico de aquellos pacientes que están en tratamiento y tienen que coger varias citas, de tal forma que cuando finaliza la cita antes de irse piden hora para la siguiente.
2. *De forma telefónica:* con una llamada al centro odontológico el paciente tiene la posibilidad de cuadrar su cita para el tipo de tratamiento que precise.
3. *De forma digital:* a través de la página web de la clínica o de ciertas plataformas se puede seleccionar la cita requerida con el doctor que quiera el paciente.
4. *Por correo electrónico:* es otra forma de concertar la cita. El problema que tiene es que no es inmediato, el paciente está sujeto a la recepción del *e-mail* y la respuesta por lo que es más lento.

Una vez concertada la cita es importante que desde la clínica se recuerde al paciente la víspera el día y hora de su convocatoria para que este la confirme. Además, es recomendable recordar la dirección y las distintas formas por las que se puede llegar usando el transporte público. Este procedimiento puede llevarse a cabo de distintas formas:

1. *Vía telefónica:* desde la recepción de la consulta se llama al paciente. Si este no atiende el teléfono se le puede dejar un mensaje en el buzón de voz siempre que tenga.
2. *Vía SMS (mensaje de texto):* es una herramienta cómoda, ya que el paciente puede ver el mensaje en cualquier momento, sobre todo si no tiene la posibilidad de atender llamadas telefónicas en ese momento.
3. *Vía WhatsApp:* con el avance de las tecnologías es una aplicación muy usual que casi todos los pacientes tienen y revisan de forma continua. Es efectiva, ya que el paciente va a ver el recordatorio con rapidez.
4. *Vía e-mail:* mandar un correo electrónico es otra manera de confirmar la cita, pero muchos pacientes no lo revisan de forma habitual, por lo que puede ser poco efectivo.

Actividad propuesta 2.3

Crea una plantilla para usar como recordatorio de cita y enviarla al paciente por vía escrita.

2.4.3. Modificación de citas

La modificación de citas puede realizarla el paciente o el profesional. La modificación por parte del paciente es la más frecuente. De ahí la importancia de recordar la cita para confirmarlas. Muchas veces en los recordatorios el paciente anula la cita o la cambia de fecha. Así, sabiendo que no va a acudir, se puede llenar ese hueco para otro tratamiento.

Es importante anotar aquellos pacientes que se retrasan de forma recurrente, aquellos en los que hay que invertir más tiempo para tenerlo programado o los que no acuden y no avisan, para tenerlo en cuenta a la hora de proporcionarles otra cita. A estos últimos que fallan de forma repetida se les suele dar una cita doblada con otra de corta duración (revisión, retirada de sutura, consulta...), para que de este modo, si vuelve a fallar, no cause un vacío en la agenda.

La modificación por parte del profesional, aunque no suele ser frecuente, o no debería serlo, se produce cuando el profesional debe anular su agenda. Las causas pueden ser diversas como algún problema técnico de la clínica, enfermedad, confusiones en la agenda... Estas modificaciones deben ser lo menos habituales posibles, ya que crean en el paciente una expectativa negativa. Cuando suceda, hay que disculparse con el paciente y proporcionarle un nuevo encuentro lo antes posible, adaptándose a sus necesidades por completo.

Actividad propuesta 2.4

Propón tres alternativas diferentes para informar al paciente de que su cita ha sido anulada por distintos motivos y de qué manera se le va a reubicar en la agenda.

2.5. Facturación de servicios

Los servicios realizados en una clínica dental han de ser abonados por el paciente una vez realizados. En odontología, según el tratamiento realizado el coste varía, pudiendo ser elevado, por lo que se ofrecen distintas formas de pago, e incluso, en muchas consultas está la opción de la financiación, en la que, a través de una entidad bancaria se le facilita al paciente pagar en cómodos plazos.

2.5.1. Sistemas de pago

En una clínica dental se recibe dinero por parte de los pacientes tras un tratamiento y se entrega dinero a proveedores que nos van a proporcionar un servicio o un producto. En cualquiera de las dos vías, hay diversas formas de pago:

1. *Metálico:* el dinero se entrega en efectivo, en forma de monedas o billetes. En el caso de España, deberá abonarse en euros. El establecimiento puede negarse a aceptar billetes de denominación alta para pequeños pagos.
2. *Tarjeta bancaria:* las tarjetas son medios de pago que emite una entidad financiera. Son el medio de pago más empleado en la actualidad ya que son cómodas y fáciles de uso y suponen no tener que llevar dinero en efectivo. Las tarjetas pueden ser:

   a) De débito: permite hacer pagos siempre y cuando los fondos sean suficientes para procesarlo, ya que la operación se realiza en el acto.

b) *De crédito:* se pueden hacer pagos o sacar dinero sin necesidad de tener fondos en la cuenta bancaria en ese momento.
c) *De prepago* o *tarjetas monedero*: permiten hacer pagos hasta el límite pactado con la entidad.

3. *Contra reembolso:* es empleado en compras a distancia (catálogo, teléfono, internet...). En estos casos el coste se abona a la persona que entrega el paquete, normalmente en metálico. El transportista hace firmar al destinatario el albarán donde consta el recibo de la compra.
4. *Transferencia bancaria:* operación por la cual un particular o una empresa da instrucciones a su entidad bancaria para enviar dinero de una cuenta a otra, ya sean del mismo banco o no. Si se hace dentro de la misma entidad se denomina traspaso, si se hace entre diferentes entidades suele tener una comisión.
5. *Cheque:* documento a través del cual una persona (librador) ordena a su banco (librado) que pague una cantidad de dinero a otra persona o empresa (beneficiario o tenedor). Existen diversos tipos de cheques en función del librador o el beneficiario.

a) *Al portador:* cualquier persona lo puede cobrar.
b) *Nominativo:* solo la persona cuyo nombre figura en el documento puede comprarlo.
c) *Cruzado:* solo puede ser cobrado por una determinada entidad bancaria.
d) *Para abonar en cuenta:* el dinero será ingresado en una cuenta bancaria y no se recibirá en efectivo.

Actividad propuesta 2.5

Describe las distintas modalidades de cheques que existen (personal, conformado, bancario, contra la cuenta del banco de España, de ventanilla, de viaje).
Puedes realizar una búsqueda en la página web enlazada en este código QR.

2.5.2. Elaboración de facturas y presupuestos. Tarifas

Una vez se ha informado al paciente de los tratamientos que ha de realizarse, es importante que este obtenga una copia por escrito de esos servicios y del coste desglosado de cada intervención para un mejor entendimiento y gestión tanto por parte de la clínica como del paciente.

A) Elaboración de facturas

Se entiende por factura al documento mercantil en el que se detalla la compra de un bien o la prestación de un servicio, y donde se detalla toda la información de esta. Es decir, detalla (qué, quién, cuándo, cómo, dónde...) una actividad comercial cometida entre la empresa y el cliente.

Además, es una prueba física oficial que demuestra que la operación es válida y se han pagado los impuestos correspondientes. Por otro lado, confirma que se ha realizado de forma legal por las dos partes.

En la clínica dental el paciente está en su derecho de solicitar la factura de cualquier tratamiento que se le realice, por lo que es recomendable tener una plantilla para que la confección de la factura sea un trámite rápido.

Las facturas pueden estar hechas a mano, a ordenador con un programa convencional tipo Word (figura 2.7.) o Excel, o con un *software* específico. Aunque existan diferentes formatos, deben tener una estructura obligada en la que se recoja siempre cierta información:

- ✓ Datos del emisor de la factura: nombre, apellidos, NIF o CIF y una dirección de contacto (*e-mail* o teléfono).
- ✓ Número de factura: las facturas se numeran desde el 1 (que es la primera factura del ejercicio fiscal) en adelante.
- ✓ Fecha: día de emisión de la factura, debe cuadrar con el número de factura, ya que la número 5 no puede ser de mayo si la 4 es de julio (del mismo año).
- ✓ Datos del remitente de la factura: nombre, apellidos, NIF o CIF de la persona que recibe la factura.
- ✓ Concepto: descripción de la actividad realizada por la cual se emite la factura. Por ejemplo: limpieza dental.
- ✓ Importe total: precio del tratamiento más los impuestos.
- ✓ Método de pago: tarjeta, efectivo, transferencia...
- ✓ Firma y sello.

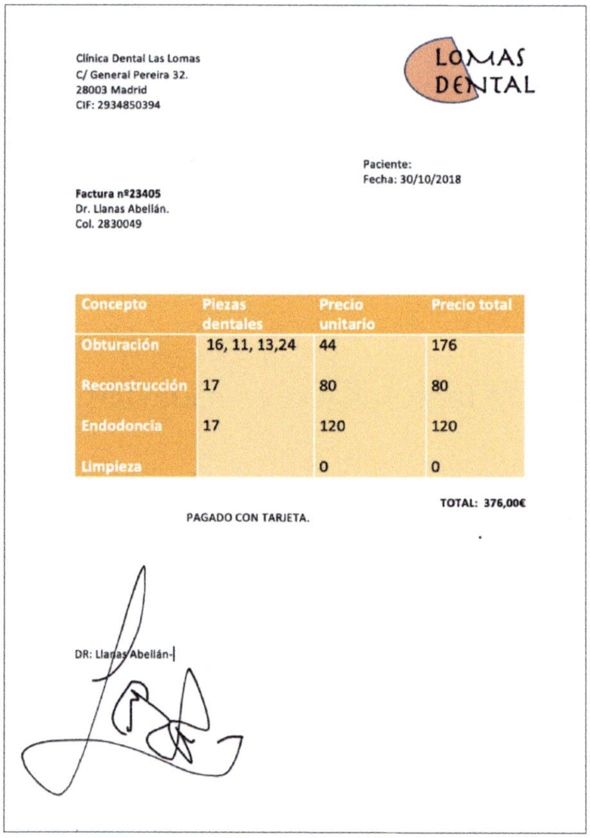
Clínica Dental Las Lomas
C/ General Pereira 32.
28003 Madrid
CIF: 2934850394

LOMAS DENTAL

Paciente:
Fecha: 30/10/2018

Factura nº23405
Dr. Llanas Abellán.
Col. 2830049

Concepto	Piezas dentales	Precio unitario	Precio total
Obturación	16, 11, 13,24	44	176
Reconstrucción	17	80	80
Endodoncia	17	120	120
Limpieza		0	0

TOTAL: 376,00€

PAGADO CON TARJETA.

DR: Llanas Abellán-

Figura 2.7
Factura

Existen cuatro tipos de factura:

1. *Factura simplificada*: no hay información fiscal de las partes. Es lo que se denomina *ticket* de compra.
2. *Factura ordinaria:* en la que se encuentran todos los datos anteriormente citados.
3. *Factura rectificativa:* si se ha cometido algún error en la factura ordinaria y hay que solucionarlo se va a hacer este tipo de factura.
4. *Factura recapitulativa:* en una sola factura se van a agrupar todas las actividades de un mismo cliente dentro de un mes natural. Han de emitirse antes del día 16 del mes siguiente al que corresponden.

B) Elaboración de presupuestos y tarifas

Se entiende por tarifa, al coste de cada procedimiento que se vaya a realizar. En la clínica dental se ha de elaborar una lista con las tarifas en la que se recoja el precio de los tratamientos que se realizan en la consulta, siempre añadiendo que puede sufrir modificaciones en función del caso concreto de cada paciente.

Un presupuesto es un documento que se emite al paciente en el cual se detallan los tratamientos que se le tienen que realizar y el precio de cada uno de ellos, así como el precio final del total del tratamiento (figura 2.8).

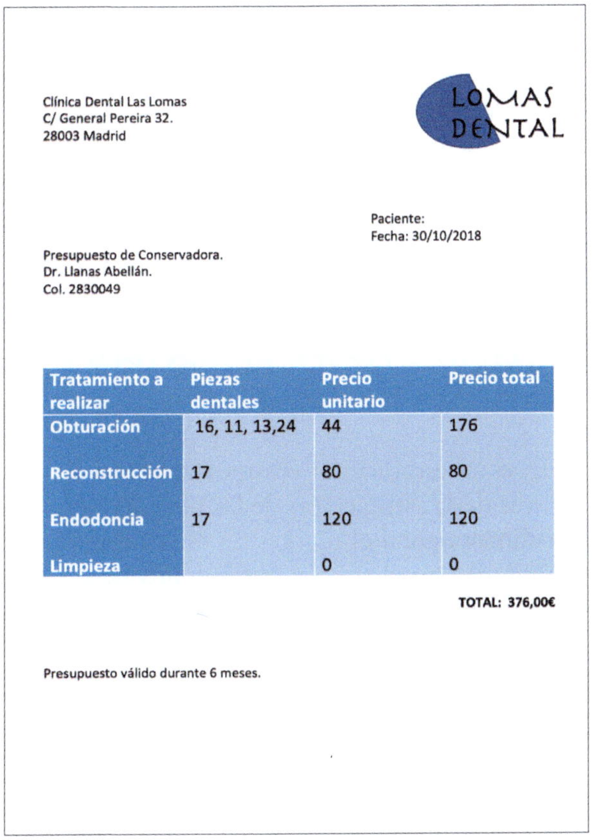

Clínica Dental Las Lomas
C/ General Pereira 32.
28003 Madrid

Paciente:
Fecha: 30/10/2018

Presupuesto de Conservadora.
Dr. Llanas Abellán.
Col. 2830049

Tratamiento a realizar	Piezas dentales	Precio unitario	Precio total
Obturación	16, 11, 13,24	44	176
Reconstrucción	17	80	80
Endodoncia	17	120	120
Limpieza		0	0

TOTAL: 376,00€

Presupuesto válido durante 6 meses.

Figura 2.8
Presupuesto de tratamiento conservador

Además, en ese documento se detalla la validez que tienen los precios que se están recogiendo en la fecha, ya que en la clínica los precios pueden variar de un año a otro. Por eso los presupuestos tienen una validez limitada y debe estar indicado en el documento.

En el presupuesto, se detallan los datos de la empresa (clínica dental) así como el nombre de la persona que lo ha realizado (el doctor), los datos del destinatario (paciente) y la fecha de expedición del documento.

Como todos los documentos, puede hacerse a mano, a ordenador o a través de un *software* específico que los realiza de forma más intuitiva, pero en cualquiera de los casos la clínica ha de quedarse con una copia y el paciente con otra. Los presupuestos pueden ser cerrados si no se admite ninguna modificación o abiertos si están sujetos a añadir o quitar alguno de los tratamientos.

Para una buena gestión es importante tener claras las condiciones de cobro y pago, así como el seguimiento de estos para evitar problemas y mala imagen frente pacientes y proveedores. Un descontrol en los cobros puede provocar cierta desconfianza por parte del paciente y llegar a mermar su política de pago. Por el otro lado, la falta de puntualidad en los pagos puede hacer que el proveedor no quiera trabajar más para una empresa.

Una buena gestión lleva detrás tres funciones indispensables:

1. *Negociación:* establecer con los proveedores la forma de pago o el vencimiento de las facturas es importante para evitar problemas.
2. *Gestión:* tener toda la información precisa desde que se inicia el pedido hasta que se hace efectivo el pago.
3. *Control y supervisión:* llevar a cabo el seguimiento de los pagos para que lleguen a su fin.

Actividades propuestas

2.6. Elabora una factura para un paciente.
2.7. Establece una lista con las tarifas de una clínica dental.
2.8. Prepara un presupuesto para un paciente que ha de realizarse por lo menos 7 tratamientos, de los cuales uno ha de ser la colocación de implantes.

2.6. Estrategias de marketing relacionadas con las clínicas y servicios de salud bucodental

El marketing es el estudio del comportamiento de los negocios con el fin de fidelizar a los clientes a través de la satisfacción de las necesidades.

En una clínica dental el marketing es tan importante como en cualquier otra empresa. Un paciente contento con el trato y tratamiento recibido va a animar a otros pacientes a acudir a dicha consulta, y esto, entendido como el boca a boca es la herramienta de marketing más útil en la actualidad.

Además, existen otros tipos de marketing, y que actúan a nivel externo, como por ejemplo el buzoneo o *mailing* para informar a posibles futuros pacientes de promociones, noticias, cursos, novedades... de la clínica para captar su atención y fomentar las visitas a la clínica.

Otras opciones que contribuyen al éxito de la empresa y se consideran herramientas de marketing son las siguientes:

1. *Oferta de servicios de forma gratuita:* como las primeras visitas ya que así el paciente conoce al profesional y sirve de enganche o fidelización de este.
2. *Financiación de tratamientos:* es una facilidad que se ofrece al paciente a través de la cual se puede pagar un tratamiento a cómodos plazos. Es una opción muy valorada por el paciente ya que los tratamientos dentales suelen ser costosos.
3. *Puntualidad:* los pacientes detestan las esperas, se ponen nerviosos y pierden la paciencia, por lo que hacerles estar en la sala de espera el menor tiempo posible hará que tengan una actitud más receptiva.
4. *Área infantil:* habilitar una zona con mesas y sillas para que los niños puedan pintar, jugar e incluso ver películas o dibujos infantiles hace que ese entorno sea agradable para ellos.
5. *Ofrecer agua, café o té:* hace más llevadera la espera. Además se pueden poner revistas o folletos que puedan ojear.
6. *Regalar kits de cepillado con el logo del centro:* de esta manera el paciente se está llevando un neceser que va a usar de forma continua donde va a tener presente su clínica dental, lo cual de forma indirecta va a fomentar las visitas a la consulta.

Actividad propuesta 2.9

Indica qué herramientas de marketing emplearías para tu propia clínica dental especializada en niños.

2.6.1. Lenguaje y cartas comerciales

Existen dos formas de dar a conocer los servicios que ofrece una clínica dental, pueden ser a través del lenguaje, donde destaca el boca a boca donde un paciente que ha asistido a la consulta la recomienda por su satisfacción con el trato recibido. Este tipo de marketing puede ser beneficioso en caso de que el paciente se vaya contento de la consulta, o puede ser perjudicial si el paciente está descontento con el servicio.

Por otro lado, existe otro tipo de marketing que es el comercial en el cual se dan a conocer los servicios a través de *mails*, o folletos publicitarios que se suelen poner en los buzones (el denominado *buzoneo*) y suele hacerse a personas que vivan por la zona.

Por lo general, son las recomendaciones de otras personas satisfechas las que hace que terceras personas, influidas por esa opinión, acudan a recibir unos servicios a ese establecimiento, por lo que es muy importante que el paciente se sienta cómodo desde el momento que entra por la puerta de la consulta, pasando por el tratamiento en el gabinete y hasta que se va.

Resumen

- En los últimos años ha habido un gran progreso en la gestión de pacientes con la introducción de las tecnologías, que hacen cada vez más habitual en la consulta los programas de gestión.

- Los programas de gestión facilitan la recogida de información y datos de los pacientes y reducen el espacio necesario para el almacenaje de los ficheros antiguos.
- La gestión de la mensajería es un trámite fundamental, ya que diariamente se envían y reciben multitud de paquetes procedentes depósitos dentales o laboratorios.
- Las agendas de citas también necesitan una buena organización y es muy importante que el personal esté entrenado para hacer frente a contratiempos, retrasos o urgencias.
- En la consulta se llevan a cabo a diario infinidad de pagos y pueden hacerse a través de distintos medios como la tarjeta, cheque, transferencia, efectivos...
- El marketing es un elemento complementario que marca la diferencia entre una clínica y otra, por ese motivo es importante tener detalles con los pacientes o muestras que hacen del tratamiento en una clínica determinada la diferencia con respecto a otra.

Ejercicios propuestos

1. Señala los elementos de comunicación en las siguientes situaciones.
   - José Luis ha mandado un WhatsApp a la clínica pidiendo un cambio de cita.
   - Rosa le comenta a María que tienen que cambiar el agua del autoclave.
   - El Dr. Rodríguez escribe una receta médica para la paciente Martina.
   - Juan llama por teléfono a la clínica para anular la cita de esta tarde.

Emisor	Receptor	Mensaje	Código	Canal

2. Indica 4 situaciones en las que se vean reflejadas distintas funciones del lenguaje.
3. Elabora una conversación telefónica en la que hables con un paciente interesado en una primera visita.
4. Graba un mensaje de voz simulando el contestador de la clínica.
5. Tramita los acontecimientos necesarios para el envío de una turbina que se ha estropeado y hay que mandarla al técnico.
6. Organiza un día en la clínica de un higienista teniendo en cuenta que también realiza las tareas de auxiliar.
7. Investiga distintas clínicas dentales y detalla qué herramientas de marketing poseen que las hacen diferentes a las demás consultas.
8. Enumera tres características importantes para el trato con el paciente.
9. Se ha citado a dos pacientes a la vez en la consulta y solo se dispone de tiempo para atender a uno de ellos. ¿Cómo gestionarías la situación?
10. Elabora una lista de 5 preguntas cortas relacionadas con la recepción de pacientes y haced un concurso con todos los alumnos de la clase.

Lee y debate en clase

Lee el artículo titulado "Tiempos mínimos en las consultas médicas" (publicado por la Organización Médica Colegial y accesible a partir del QR adjunto). A continuación, debate sobre los temas propuestos.

Te adelantamos un pequeño fragmento:

> En los últimos años en las consultas se ha producido una masificación de pacientes que ha llevado consigo una disminución del tiempo de las citas y por tanto del tiempo de trabajo de los profesionales. Uno de los principales problemas es la demanda de los pacientes de más tiempo y menos esperas, y por parte de los profesionales cada vez más el desgaste producido por su actividad laboral provocando estrés o síndrome de *burn out.*

Temas para debatir:

- ¿Crees que se puede dar una atención de calidad teniendo unos tiempos tan limitados?
- ¿Nota el paciente las prisas y el poco tiempo que se le otorga?
- ¿Qué medidas pueden tomarse al respecto?
- ¿Estás de acuerdo con la iniciativa de que cada profesional estime el tiempo necesario para cada cita?

Actividades de autoevaluación

1. ¿Quién es la persona que lanza el mensaje en una comunicación?
   - ☐ *a)* Receptor.
   - ☐ *b)* Canal.
   - ☐ *c)* Fuente.
   - ☐ *d)* Emisor.
2. ¿Cuál de las siguientes es una función fundamental de un recepcionista?
   - ☐ *a)* Buen trato con el paciente.
   - ☐ *b)* Empatía.
   - ☐ *c)* Paciencia.
   - ☐ *d)* Todas las opciones anteriores son correctas.
3. ¿Cuál de las siguientes no es un rasgo principal para el éxito de una empresa?
   - ☐ *a)* Largos tiempos de espera.
   - ☐ *b)* Financiación de tratamientos.
   - ☐ *c)* Obsequios.
   - ☐ *d)* Productos de cortesía (agua, café...).

4. ¿Qué es una tarifa?
   - ☐ *a)* La forma de pago.
   - ☐ *b)* Coste de cada procedimiento que vaya a realizar.
   - ☐ *c)* Los descuentos que puede hacer el doctor.
   - ☐ *d)* Ninguna de las opciones anteriores es correcta.

5. Las fichas en papel:
   - ☐ *a)* Ocupan más espacio que las digitales.
   - ☐ *b)* Se deterioran con el tiempo.
   - ☐ *c)* Se pueden traspapelar.
   - ☐ *d)* Todas las opciones anteriores son correctas.

6. Ante un paciente que acude sin cita con una urgencia:
   - ☐ *a)* Se le dará cita para la semana siguiente.
   - ☐ *b)* Se le buscará un hueco en ese momento tan pronto como se pueda.
   - ☐ *c)* Si no tiene cita no puede ser atendido.
   - ☐ *d)* Todas son falsas.

7. Un paciente que llega con 1 hora de retraso…
   - ☐ *a)* Está en su derecho de ser atendido en el momento.
   - ☐ *b)* Hay que hacerle entender que ha perdido su tiempo de cita y se le recitará.
   - ☐ *c)* Se retrasará toda la agenda para hacerle un nuevo hueco.
   - ☐ *d)* Todas las opciones anteriores son correctas.

8. ¿Cuál de los siguientes no es un tipo de cheque?
   - ☐ *a)* Al portador.
   - ☐ *b)* Nominativo.
   - ☐ *c)* Cruzado.
   - ☐ *d)* Todos los anteriores son tipos de cheques.

9. En la emisión de un presupuesto…
   - ☐ *a)* Nunca aparece el nombre del paciente, es para todos igual.
   - ☐ *b)* Es personal de cada paciente.
   - ☐ *c)* Los precios son estables sin fecha limitada.
   - ☐ *d)* Todas las opciones anteriores son falsas.

10. ¿Cuál de los siguientes medios de comunicación es el menos empleado en la actualidad?
    - ☐ *a)* Teléfono.
    - ☐ *b)* *E-mail.*
    - ☐ *c)* SMS.
    - ☐ *d)* Fax.

SOLUCIONES:

1.	a b c **[d]**	**5.**	a b c **[d]**
2.	a b c **[d]**	**6.**	a **[b]** c d
3.	**[a]** b c d	**7.**	a **[b]** c d
4.	a **[b]** c d	**8.**	a b c **[d]**
9.	a **[b]** c d	**10.**	a b c **[d]**

3

Gestión de ficheros de pacientes

Objetivos

- ✓ Comprender el manejo de los datos de los pacientes.
- ✓ Clasificar las distintas formas de almacén de datos.
- ✓ Entender qué se puede hacer con los datos recogidos.
- ✓ Gestionar los datos personales del paciente en la historia clínica.
- ✓ Conocer la Ley de Protección de Datos y cómo se aplica en una clínica dental.

Mapa conceptual

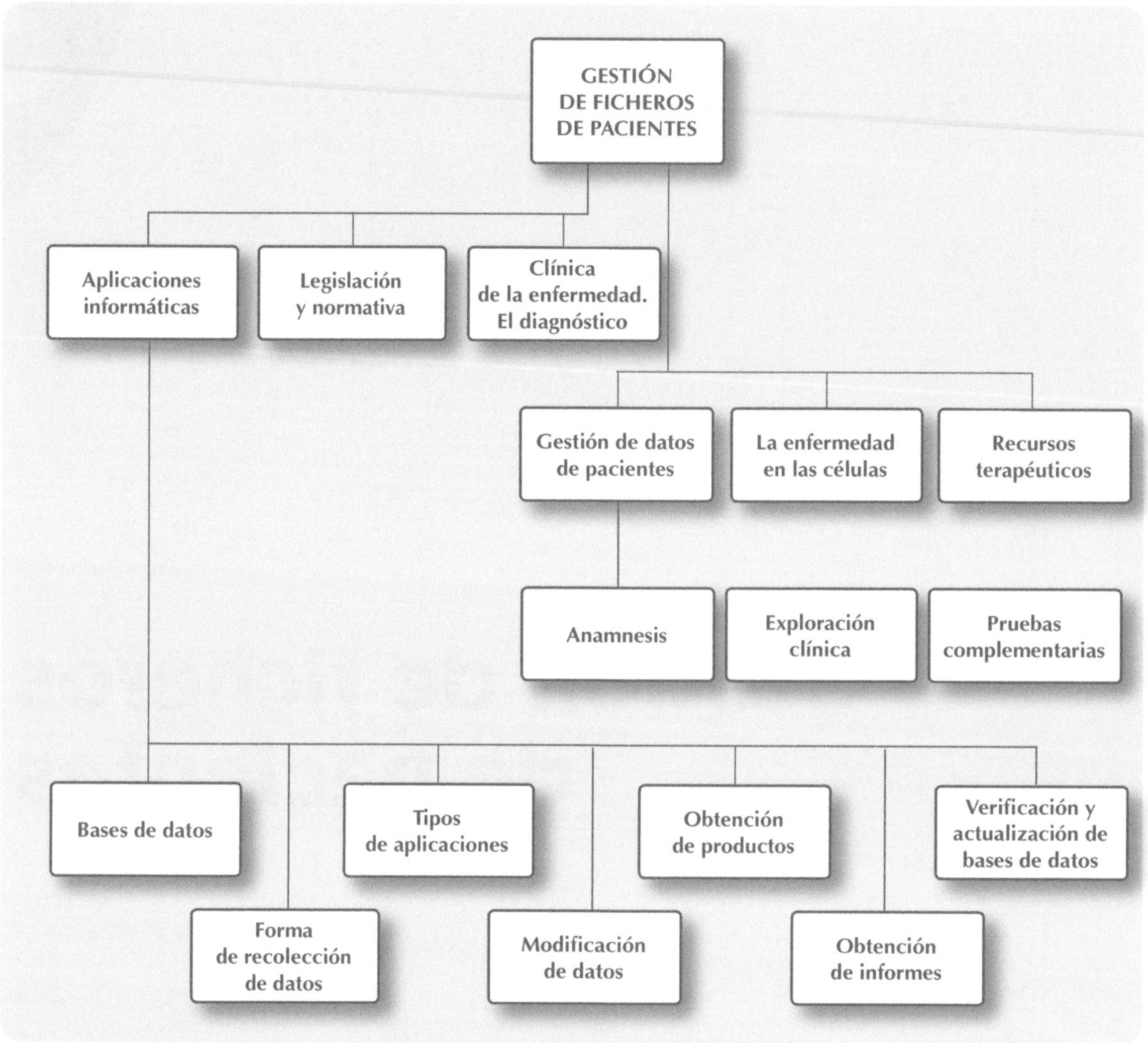

Glosario

Anamnesis. Conjunto de datos que se recogen en la historia clínica de un paciente con fines diagnósticos.

Base de datos. Conjunto de información relacionada entre sí que se almacena para ser usada posteriormente.

Copia de seguridad. Réplica de los datos originales para recuperarlos en caso de pérdida.

Datos. Hechos conocidos registrables con significado explícito.

Diagnóstico. Análisis que se realiza para reconocer el estado de salud y la presencia de patología.

Exploración intraoral. Examen que hace el odontólogo para evaluar los dientes y los órganos anejos.

Fichero. Lugar donde se almacenan los datos recogidos.

Informe. Documento donde se recogen los resultados de un proyecto.

Onicofagia. Hábito de morderse las uñas.

Pruebas complementarias. Proceso necesario para corroborar un diagnóstico, por ejemplo, una radiografía.

3.1. Introducción

En una clínica dental son numerosos los datos personales que se obtienen de pacientes, como cuestionarios de salud, documentación, filiación... Además, también se recoge información de empleados, por lo que es importante cumplir con la Ley Orgánica de Protección de Datos o (LOPD) y con el Reglamento General de Protección de Datos (RGPD).

La última actualización de la LOPD y RGPD se comenzó a aplicar el 25 de mayo de 2018 de manera simultánea en toda la Unión Europea. En ella se exige a los profesionales, empresas y organismos un mayor compromiso en la protección de la información de terceros.

Recurso web

www

A través del siguiente código QR podrás acceder a más información sobre la adaptación de la protección de datos en la clínica dental.

3.2. Aplicaciones informáticas para el manejo de datos de los pacientes

El manejo de los datos de los pacientes y su buena administración hacen que la atención al paciente en la clínica dental sea óptima tanto por parte del profesional odontológico como por parte del personal auxiliar. Para ello es muy importante tener una base de datos completa, bien estructurada y actualizada.

TOMA NOTA

Se entiende como gestión a las actividades destinadas a la organización, dirección y administración de una empresa o actividad económica para su buen funcionamiento.

3.2.1. Bases de datos

Las bases de datos son colecciones de documentación relacionada entre sí, agrupadas de forma ordenada, con el objetivo de ser modificada y gestionada de forma sencilla.

Antes, las bases de datos en la clínica dental consistían en ficheros en los que de forma manual se rellenaba la ficha de cada paciente con sus datos personales y de filiación y su historial clínico.

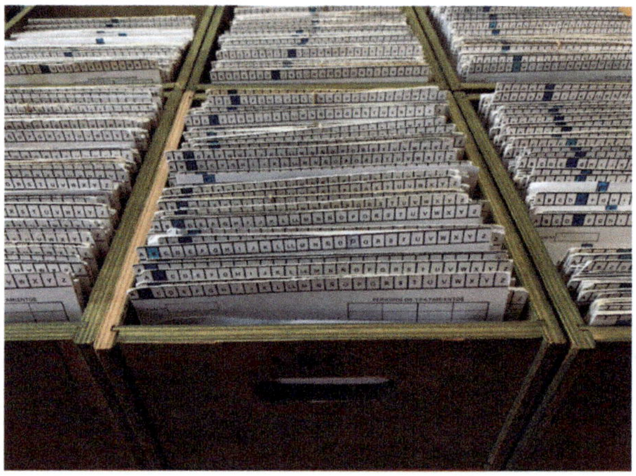

Figura 3.1
Ficheros con los datos de los pacientes

En la actualidad, la gran mayoría de las consultas dentales cuentan con una base de datos digitalizada gestionada a través de sistemas específicos que facilitan la obtención y la manipulación de la información. Existen infinidad de programas diferentes. Cada uno de ellos gestiona la información de forma diferente: unos son más completos, otros más intuitivos, otros actúan en líneas más generales... Por ello es importante hacer un análisis de los distintos sistemas que ofrece el mercado para escoger así el que más se adapte a las necesidades de cada caso.

A continuación se enumeran las ventajas de las bases de datos:

1. No repiten de forma tan constante los mismos datos, como ocurre en los ficheros convencionales.
2. Necesitan mucho menos espacio de almacenamiento.
3. El acceso a la información es más rápido, por lo que el rendimiento se optimiza.

En cuanto a las desventajas, cabe resaltar:

1. Elevados costes económicos para la instalación del *software*.
2. Tiempo de aprendizaje por parte del personal para aprender a manejar el sistema.

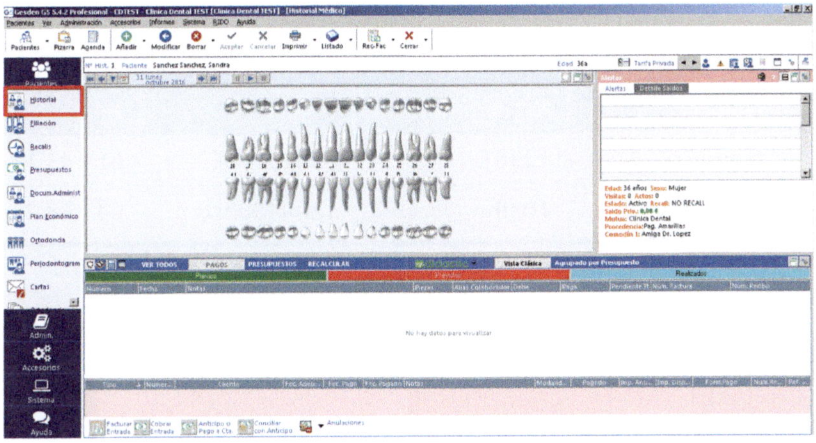

Figura 3.2
Ficha de un paciente en el programa de gestión
Fuente: Manual de uso de Gesden®

Actividad propuesta 3.1

Haz una tabla en la que se muestren al menos 5 ventajas y 5 desventajas tanto de los ficheros manuscritos como de los digitales.

3.2.2. Forma de recolección de los datos

En cada base de datos la forma de recoger la información varía en función de los requerimientos y necesidades de la parte interesada. De esta forma podemos distinguir distintos métodos de recopilación de datos. Los más empleados en las clínicas dentales son los siguientes:

1. *Cuestionarios.* Se trata de un método sencillo. El paciente rellena un formulario donde se le hacen preguntas destinadas a conocer datos personales de filiación y de salud (enfermedades actuales, antecedentes médicos, medicación...).
2. *Entrevistas.* Con este método se lleva a cabo un diálogo directo con el paciente en el que una de las partes (profesional) busca recoger una información determinada. Se emplea para que el profesional conozca otros datos de interés, como por ejemplo el motivo de consulta.
3. *Observación.* Esta técnica consiste en observar a la persona para que el profesional pueda obtener más información sobre el paciente, por ejemplo, observar la forma que tiene de morder o apreciar posibles asimetrías faciales.

Toda la información recogida con los distintos métodos se almacena en la base de datos, normalmente en forma de tabla. Cada fila se denomina registro y cada columna, campo, por lo que cada registro tendrá distintos campos (cuadro 3.1).

CUADRO 3.1
Muestra de la tabla que contiene la información básica de los pacientes

Apellido	Nombre	N.º de historia	DNI	Teléfono
Martín López	Juan	1238	53816230F	617 45 18 64
Rosales Raz	Dolores	1039	12094582D	643 78 23 11

3.2.3. Tipos de aplicaciones y utilidades

La buena gestión de los datos hace que estos puedan ser fácilmente localizados y compartidos, de forma que se reduce el tiempo. Las aplicaciones de gestión de datos permiten que se haga una mejor práctica y que la organización de los datos esté lo más optimizada posible.

A continuación se enumeran las ventajas de las aplicaciones de gestión:

1. *Productividad.* Hacen que el trabajo sea más efectivo. Las plataformas de gestión permiten que se acceda a la información de forma rápida y sencilla.
2. *Reproducibilidad.* Los datos obtenidos pueden ser revisados desde distintos puntos, de tal forma que una sola base de datos gracias a la aplicación puede abastecer distintas clínicas y puede ser visualizada desde diferentes dispositivos.
3. *Rapidez.* Los datos están disponibles en el momento, no hace falta tiempo para ir a buscarlos en ficheros o seleccionarlos entre los datos de otros pacientes de forma manual.

Actualmente, con el avance de las tecnologías se han ido diseñando diferentes aplicaciones (*apps*) con la finalidad de gestionar de manera más cómoda y sencilla las distintas actividades clínicas. Así se encuentran *apps* tanto de pago como gratuitas, disponibles para el teléfono móvil o para ordenador, con distintos fines, como por ejemplo:

- *Apps* de control de facturación y recibos.
- *Apps* para gestionar las redes o el control del marketing de la empresa.
- *Apps* para organizar los horarios, las agendas y las citas (figura 3.3).
- *Apps* para fomentar el trabajo en equipo.
- *Apps* de organización empresarial.

Actividad propuesta 3.2

Investiga sobre distintas aplicaciones que pueden facilitar el trabajo en la clínica dental.

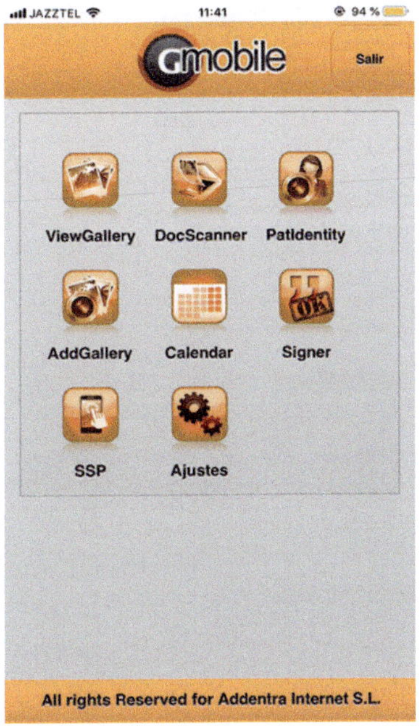

Figura 3.3
Panel de inicio de la aplicación G-mobile® que permite ver el calendario con las citas, las fichas de pacientes y los documentos, como radiografías, desde el móvil

3.2.4. Modificación de datos

Los datos recogidos en una clínica dental suelen estar expuestos a frecuentes cambios. Es normal que el paciente cambie de domicilio o de teléfono y hay que mantenerlo actualizado; pero más importantes son los cambios en los datos de salud del paciente (una nueva toma de medicación, una enfermedad que antes no existía...), por eso es muy importante revisar los datos y hacer que el paciente cumplimente de nuevo los datos de salud cada 6 meses y hacer hincapié cada vez que el paciente acude a la revisión pasado un tiempo.

Todas las modificaciones que se den en cada paciente, ya sean en cuanto a datos personales de filiación o datos de salud han de verse reflejados en la ficha del paciente, con la fecha de la última modificación, para de esta forma, poder tener de forma controlada y actualizada cualquier nueva circunstancia (figura 3.4).

3.2.5. Obtención de productos. Listados y resúmenes de actividades

Los datos recogidos en una base de datos pueden ser actualizados o modificados gracias a los sistemas de gestión de bases de datos o SGBD. Se trata de un sistema de *software* específico cuya función es servir de intermediario entre las aplicaciones empleadas y el usuario.

A continuación se enumeran las ventajas de los SGBD:

- ✓ *Asegura los datos.* Garantiza la seguridad de la información para impedir ataques no deseados o la pérdida de información por motivos informáticos indeseados.
- ✓ *Recupera los datos.* Permite restaurar la información ante un posible fallo en el sistema.
- ✓ *El acceso a los datos de los usuarios es fácil.*

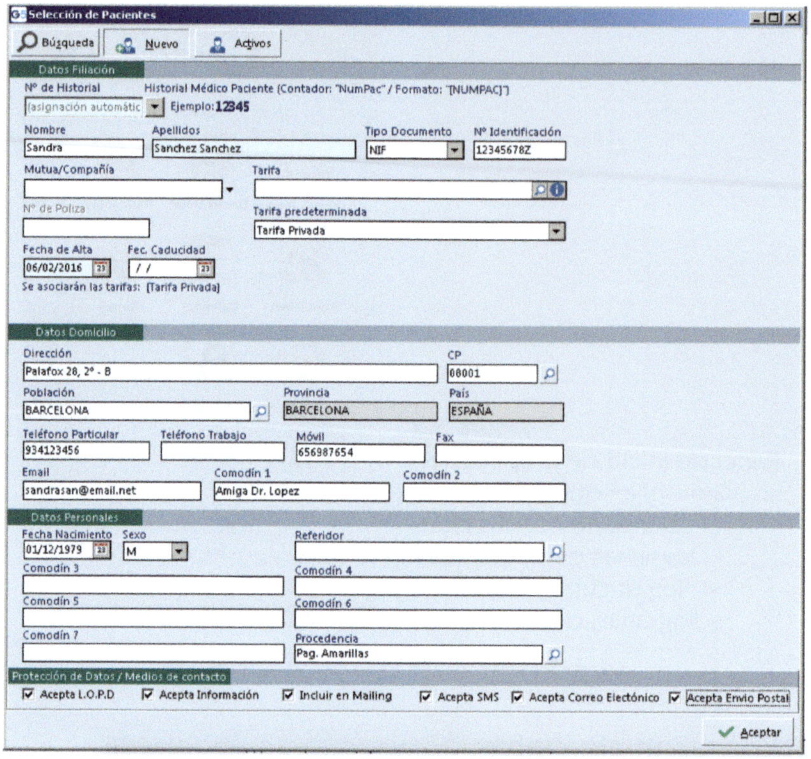

Figura 3.4
Datos del paciente en un programa de gestión
Fuente: Manual de uso de Gesden®

Actividad propuesta 3.3

¿Cómo crees que puede afectar la pérdida de datos de pacientes en una clínica dental?

3.2.6. Obtención de informes

Los informes son documentos que permiten ver y resumir la información contenida en la base de datos. Un informe puede recoger datos específicos, como por ejemplo los pacientes que han aceptado un presupuesto o los gastos de un mes determinado.

La complejidad de este documento varía en función de la información que se quiera obtener. Si se quieren relacionar distintas tablas con diferentes datos este informe será más minucioso que otro en el que solo se quiera saber el detalle de una tabla.

Por ejemplo, si se quiere saber el número de teléfono de los pacientes, solo será necesario la obtención de la tabla donde aparezcan los números y el nombre de los pacientes; pero si por el contrario nos interesa saber qué pacientes han aceptado el presupuesto, cuáles de ellos son hombres o mujeres y clasificarlos según el tipo de tratamiento, serán varias tablas las que se tendrán que conjugar, haciendo que el informe sea un más complejo (cuadro 3.2).

CUADRO 3.2
Informe sobre la aceptación de presupuestos en una tarde

Nombre	Aceptado SÍ/NO	Sexo	Tratamiento
Rosa Marro Raz	Sí	F	Conservador
Clara Vidal Ruiz	Sí	F	Cirugía
Pablo Roc Amador	Sí	M	Cirugía
Ana Garralda López	Sí	F	Endodoncia
Juan Rollón Ugalde	Sí	M	Conservador

Para una mejor visualización, los informes suelen presentar la posibilidad de ser expresados en prosa o con tablas o diagramas, y para mayor comodidad pueden ser exportados como PDF, ser impresos o enviados por correo electrónico.

Actividad propuesta 3.4

Elabora un informe con tabla y resumen con los alumnos de tu clase donde se muestren diferentes datos de interés.

RECUERDA

✓ La desventaja de los documentos digitales es que están sujetos al funcionamiento de un equipo, una plataforma digital o un programa, y que un fallo puede hacer que se pierda mucha información imprescindible.

Por ello, se hacen las llamadas copias de seguridad o *backups,* que consiste en guardar las bases de datos y contenidos importantes en otro dispositivo o programa (figura 3.5), con la finalidad de no perder la información en caso de problemas técnicos, robos, virus...

Estas copias de seguridad han de realizarse de forma periódica (diaria, semanal...) para tener siempre el mayor número posible de datos a salvo en caso de incidencias y que la pérdida de información no duplicada no cause un desastre en la consulta.

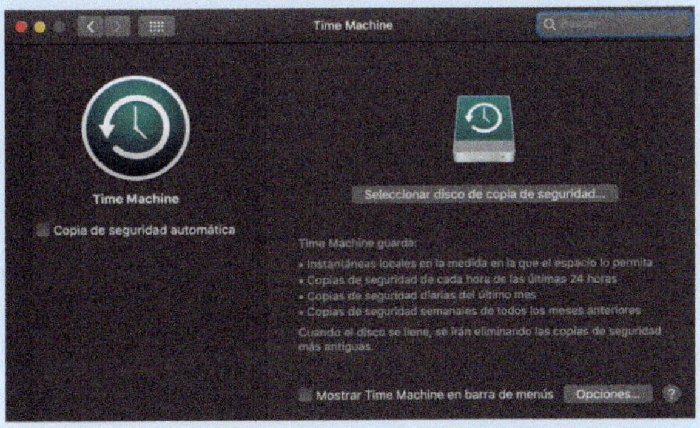

Figura 3.5
Ejemplo de programa de copias de seguridad

3.2.7. Verificación y actualización de bases de datos

Al introducir información en las bases de datos es normal que de vez en cuando se produzcan fallos, por lo que es importante verificar que los datos son correctos. Para ello se pueden comparar los datos de los historiales con los contenidos en las bases de forma aleatoria o de forma semanal imprimir los datos nuevos de las bases e ir comparándolos con los manuscritos.

Además, las bases de datos han de estar actualizadas, por eso cada cierto tiempo (suele ser 6 meses) se le solicita al paciente una actualización de datos que habrá que cotejar con los ya metidos en la base.

Actividad propuesta 3.5

Enumera qué datos importantes pueden perderse si hay un problema informático en una clínica dental.

3.3. Gestión de datos de pacientes. Historia clínica

Cuando llega un nuevo paciente a la consulta ha de rellenar una serie de datos antes de ser atendido. Lo primero que ha de firmar es la conformidad de la LGPD, ya que se van a quedar archivados durante al menos 5 años sus datos personales y de salud, así como su historial médico, y tiene que dar su consentimiento.

Todos los datos que el paciente aporte a la clínica como su diagnóstico y pruebas complementarias son de carácter confidencial, solo van a ser empleados por el personal odontológico con fines médicos.

Los pacientes menores de edad o sin capacidad de rellenar los datos por sí mismos deberán venir acompañados de su padre, madre o tutor para que lo hagan por ellos.

La información obtenida del paciente se agrupa en su historia clínica y tiene distintas partes: anamnesis, exploración clínica y pruebas complementarias.

3.3.1. Anamnesis

Es la primera parte, el paciente va a cumplimentar diversos datos de identificación y de salud. Lo hará antes de pasar al gabinete con el fin de que el doctor tenga información importante sobre el paciente antes de ser tratado (figura 3.6).

Estos cuestionarios suelen ser de respuesta cerrada o de marcar en casillas sí o no ya que de esta forma el paciente no olvida nada por informar. Las partes de la anamnesis son las siguientes: datos de filiación, motivo de consulta, enfermedad actual, antecedentes personales, antecedentes familiares y hábitos.

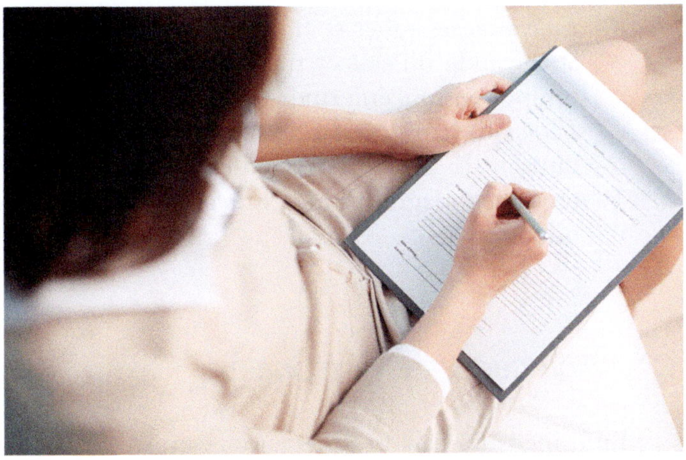

Figura 3.6
Paciente rellenando datos personales y de salud de la historia clínica

A) Datos de filiación

En este primer apartado se recoge la información de identidad del paciente:

- Nombre y apellidos.
- Fecha de nacimiento.
- Edad.
- Sexo.
- Profesión.
- DNI, pasaporte, NIF.
- Dirección.
- Teléfono de contacto.
- *E-mail.*
- Afiliación a compañías médicas.

B) Motivo de consulta

En este apartado el paciente ha de detallar el motivo que le ha hecho acudir al odontólogo (primera visita, dolor, derivación…), y si hay aspectos de su boca que le preocupan (color, olor, sangrado de encías, dolor…). De esta forma, el profesional sabe por dónde tiene que enfocar la exploración.

C) Enfermedad actual

En este punto se engloban las patologías de tipo no dental, así como fármacos que se estén consumiendo en el momento.

- ✓ *Enfermedades*: saber si el paciente tiene enfermedades de tipo crónico o agudo, si está atravesando un cáncer, tiene problemas sangre (anemia, déficit de coagulación...), hipo o hipertensión, enfermedades transmisibles...
- ✓ *Fármacos:* han de estar anotados los fármacos que consume el paciente de forma habitual y la frecuencia. Medicamentos tales como quimioterapia, medicación para la tensión, antiagregantes o anticoagulantes interfieren de manera decisiva en el abordaje odontológico.

D) Antecedentes personales

Enfermedades pasadas, operaciones quirúrgicas y alergias son los datos que se recogen en este apartado. Hay que insistir al paciente para que lo anote todo, ya que muchos de ellos tienden a anotar solamente lo que ellos creen que puede interferir en el tratamiento odontológico.

E) Antecedentes familiares

Muchas enfermedades de la cavidad oral, como por ejemplo la periodontitis, o patologías como agenesias o supernumerarios, son de carácter hereditario, por lo que detallar los antecedentes familiares puede ser de gran ayuda para un buen diagnóstico.

F) Hábitos

Los hábitos de los pacientes pueden tener efectos secundarios, como patologías de carácter oral. Se clasifican de la siguiente manera:

1. Hábitos nocivos: alcohol, tabaco y drogas. Es importante que se detalle el tipo y la frecuencia. Conocerlo es importante, ya que, por ejemplo, drogas como la cocaína inhiben el efecto de los anestésicos.
2. Hábitos de higiene oral: con qué frecuencia y cómo se cepillan los dientes.
3. Otros hábitos:

   a) *Onicofagia:* morderse las uñas.
   b) *Succión digital*: chuparse el dedo.
   c) *Bruxismo:* rechinar los dientes.

Actividad propuesta 3.6

¿Por qué crees que es importante conocer los hábitos del paciente?

3.3.2. Exploración clínica

Una vez el paciente ha rellenado todos los datos contenidos en la anamnesis, el doctor ha de leerlos detenidamente antes de comenzar con la exploración, que consta de las siguientes partes:

1. *Exploración extraoral.* Cuando el paciente entra por la puerta del gabinete el odontólogo puede denotar distintas características del paciente como pueden ser asimetrías faciales, parálisis, cojeras, ceguera o necesidades especiales, que se deberán tener en cuenta a la hora de tratarlo.

   Desde el punto de vista odontológico, extraoralmente el doctor ha de mirar la articulación de la ATM, la apertura oral, los tercios faciales, las asimetrías, el patrón facial, el perfil del paciente o el análisis de la sonrisa, ya que es información importante para el diagnóstico.
2. *Exploración intraoral.* Una vez realizada la exploración extraoral, comenzará la intraoral, que consiste en la inspección de los dientes y los órganos anejos:

   a) *Dientes.* inspeccionar con el espejo y la sonda diente a diente para evaluar la presencia de caries, obturaciones en mal estado, exposiciones pulpares, ausencias, fracturas, malposiciones...

   b) *Órganos anejos:*

   ➢ *Encías:* evaluar sangrado y bolsas periodontales.

   ➢ *Lengua y mucosas:* inspeccionar la presencia o no de lesiones extrañas.

> **RECUERDA**
>
> ✓ Es de gran utilidad hacer fotografías de lesiones orales para controlar su evolución.

3.3.3. Pruebas complementarias

Una vez se ha hecho la exploración clínica al paciente, es posible que se precise de una serie de pruebas para confirmar el diagnóstico:

- *Radiografías:* pueden ser intraorales o extraorales.
- *Modelos de escayola:* para analizar malposiciones y clases dentarias.
- *Prueba de vitalidad:* con el espray de frío evaluar si un diente tiene o no respuesta al frío.
- *Fotografías* tanto extraorales como intraorales.
- *Biopsias* para analizar tejidos anómalos.
- *TAC*, en caso de cirugías, para obtener más información anatómica que con la radiología simple.

Una vez realizadas todas las exploraciones y pruebas complementarias, en caso de necesidad, se procederá a elaborar un diagnóstico y se le explicará al paciente el plan de tratamiento y el presupuesto con los tratamientos que ha de hacerse. Si lo acepta se procederá a la organización de citas.

Actividad propuesta 3.7

Por parejas, cread una historia clínica completa y rellenad los formularios.

3.4. Legislación y normativa

La LGPD, actualizada en 2018, tiene como objetivo velar por la confidencialidad de los datos de los ciudadanos, prohibiendo la libre circulación de estos tanto de forma física como digital. El tratamiento de datos de un menor de edad solo podrá hacerse bajo su consentimiento si es mayor de 14 años; si es menor de esa edad correrá a cuenta de sus padres o tutores legales.

Los pacientes, cuando llegan a la clínica dental, han de rellenar una serie de datos personales y han de firmar el consentimiento de LGPD de datos donde aceptan que la institución pueda disponer de ellos siempre y cuando sea con fines médicos y diagnósticos.

Para saber más

Dato personal es cualquier información que pueda emplearse para identificar a una persona física, ya sea de forma directa o indirecta. Fotos, nombre, dirección, teléfono, huellas digitales, publicaciones de redes sociales, direcciones IP o identificaciones *online* son considerados datos personales.

Dentro de los datos personales no son todos igual ante la ley, ya que hay algunos que se engloban dentro de los denominados datos sensibles y están especialmente protegidos ante la ley. La orientación sexual, la religión, la ideología, la salud y la vida sexual... son algunos de los datos especialmente protegidos.

Los trabajadores que manipulan datos de personas, como es el caso del personal odontológico con los pacientes, están obligados por ley al secreto profesional, por el cual deben respetar la información recibida por el paciente, mantenerla oculta y evitar que se divulgue. Aunque la persona fallezca o deje de ser miembro de la consulta, el secreto profesional debe mantenerse a salvo.

Los datos del paciente solo pueden ser revelados por motivos legales, pero el profesional siempre debe ser reservado y compartir solo aquella información que realmente sea relevante. Está dentro de la conciencia profesional la cantidad de datos revelados.

El Código Español de Ética y Deontología Dental recoge una serie de capítulos divididos en artículos en los cuales se promulga una buena praxis de la profesión. En el artículo 21, contenido en el capítulo 3 de ese código, se habla del derecho a la intimidad del paciente como algo primordial que ha de ser respetado por el dentista. Asimismo, en caso de que el profesional observe una serie de datos que son indicio de malos tratos, está en su derecho y obligación de ponerlo en conocimiento de las autoridades.

Todas las historias clínicas de los pacientes deben archivarse de manera segura tanto si es en una plataforma digital como si son manuscritas. En este último caso deben estar guardadas en ficheros bajo llave, las historias deben estar bien guardadas y debe ser de uso exclusivo para el personal autorizado a la manipulación de la información.

De la misma forma, una vez ya no son útiles los documentos, bien porque el paciente ya no forma parte de la consulta o han fallecido y han pasado los 5 años de rigor que hay que mantener la documentación, o bien se han modificado los datos y los anteriores ya no son de utilidad deben ser destruidos de forma que no sean identificables ni se puedan reconstruir. Para tal fin se usan las trituradoras de papel. En los archivos digitales ocurre lo mismo. Existen plataformas y programas especiales para destruirlos.

En el documento que se entrega al paciente para que firme sobre la LGPD se recogen diferentes epígrafes donde se explica el fin de la obtención de datos personales y su utilidad, la forma de archivarlos, el tiempo que deben guardarse, cada cuánto deben actualizarse y la forma de ser destruidos.

Actividad propuesta 3.8

¿Es obligatorio firmar el documento de aceptación de la LGPD? Justifica tu respuesta.

Resumen

- La gestión de datos en la consulta odontológica es una actividad de carácter diario en la que se recogen tanto los datos personales del paciente como su historial médico y requiere de mucha organización.
- Hace años los datos se recolectaban a mano y se almacenaban en ficheros que ocupaban mucho espacio; ahora, con el avance de las tecnologías, cada vez se usan más los programas informáticos de gestión que llevan consigo muchas ventajas.
- Es importante elaborar una copia de los ficheros, ya sean manuales o digitales, para evitar perder la información ante un imprevisto.
- El almacén de datos de los pacientes permite realizar muchas tareas, entre ellas la elaboración de informes, a través de los cuales podemos obtener información concreta sobre la bolsa de pacientes.
- La LGPD vela por la intimidad del paciente, haciendo que los profesionales usen la información recibida solo con fines diagnósticos y médicos.

Ejercicios propuestos

1. ¿Qué beneficios proporcionan las bases de datos?
2. ¿Merece la pena invertir en un programa de gestión en una clínica? ¿Por qué?
3. Realiza una base de datos de 15 pacientes donde se recojan los siguientes datos:

Nombre	DNI	Fecha de nacimiento	Edad	Sexo

4. ¿Crees que si un paciente tiene VIH debe ponerlo en su historia clínica?
5. ¿Cómo debe actuar el profesional odontológico ante un paciente con VIH?
6. Ante dos pacientes que tienen mismo nombre y apellidos en la consulta, ¿qué medidas se han de tomar para no confundir ficheros ni documentos?
7. Conforme a la ley de protección de datos, ¿puede un profesional contarle al marido de una paciente los tratamientos que le está realizando?
8. Investiga sobre la pena legal que tiene no acatar la LGPD.
9. Ha entrado un virus en el ordenador de la recepción de la clínica y se han perdido todos los datos que este contenía. ¿Podría haberse evitado? ¿Cómo?
10. A la hora de enviar un trabajo al laboratorio, ¿cómo lo mandarías para velar por el anonimato del paciente? Justifica tu respuesta:

    a) Con su nombre y apellidos
    b) Con su número de historia clínica

Caso práctico

Acude a la consulta un paciente varón de 28 años sin datos de salud reseñables. A la exploración clínica presenta restos radiculares de 23 y 24 y se programa hacer la exodoncia.

El día que el paciente está citado para realizar el tratamiento, se le da el consentimiento informado para que lo lea y lo rellene. Posteriormente, pasa al gabinete donde es anestesiado. Treinta minutos más tarde el paciente no siente el área adormecida y salta de dolor cuando el doctor intenta comenzar la extracción.

El doctor, extrañado, repasa sus datos de salud y vuelve a preguntarle al paciente sobre ciertos aspectos para corroborarlo. Cuando llegan al apartado de hábitos, el paciente le dice que ha consumido cocaína antes de venir porque estaba nervioso y que, como lo hace de forma ocasional, no lo había anotado en la historia clínica.

Responde las siguientes cuestiones:

a) ¿Crees que era importante anotar ese dato en el cuestionario?
b) ¿Qué le dirías al paciente?
c) ¿Es responsable el doctor de haber empezado el tratamiento y no poder terminarlo?

Lee y debate en clase

El código deontológico es un documento en el que se recogen las bases éticas y deontológicas. Cada profesión tiene su propio código donde se recogen las normas y principios que deben guiar la conducta profesional.

En el código deontológico de odontología se recogen distintos principios agrupados por capítulos, y estos a su vez divididos en artículos. El capítulo 6 versa sobre el secreto profesional.

Lee el capítulo 6 del código deontológico de odontología y debate sobre los temas que se exponen a continuación. Puedes acceder al documento escaneando el código QR adjunto.

Temas para debatir:

- Si un paciente le cuenta algo al doctor que no está incluido en la historia clínica, ¿debe el odontólogo guardarlo como secreto profesional?
- Si el doctor anota datos que no son de interés clínico, como por ejemplo el mal comportamiento del paciente en el gabinete, ¿puede eliminarlo de la historia si el paciente la solicita impresa?

ACTIVIDADES DE AUTOEVALUACIÓN

1. ¿Qué es cierto sobre una agenda de papel?
   - ☐ *a)* Es más fácil encontrar la cita de un paciente determinado.
   - ☐ *b)* Ocupa más espacio que la digital.
   - ☐ *c)* Es susceptible a la presencia de tachones y anotaciones de difícil comprensión.
   - ☐ *d)* Las respuestas *b)* y *c)* son correctas.
2. Entre las desventajas de los programas de gestión se encuentra:
   - ☐ *a)* La curva de aprendizaje que necesita.
   - ☐ *b)* El elevado coste inicial.
   - ☐ *c)* La posibilidad de pérdida de los archivos por problemas informáticos.
   - ☐ *d)* Todas las opciones anteriores son desventajas.
3. Respecto a los datos de un paciente:
   - ☐ *a)* Son los mismos para siempre.
   - ☐ *b)* Deben actualizarse cada cierto tiempo.
   - ☐ *c)* No son necesarios para el tratamiento odontológico.
   - ☐ *d)* Todas las opciones anteriores son falsas.

4. ¿Un odontólogo puede romper el secreto profesional?
   - ☐ *a)* Nunca, bajo ningún concepto.
   - ☐ *b)* Cuando el paciente deja de acudir a la clínica.
   - ☐ *c)* Si la ley lo pide.
   - ☐ *d)* Todas las respuestas anteriores son correctas.

5. Para no perder los datos ante un problema informático es importante:
   - ☐ *a)* Elaborar un informe.
   - ☐ *b)* Hacer copias de seguridad periódicas.
   - ☐ *c)* Poner un antivirus.
   - ☐ *d)* Todas las opciones anteriores son falsas.

6. De las siguientes, ¿cuál es una forma habitual de recolección de datos?
   - ☐ *a)* La encuesta.
   - ☐ *b)* La entrevista.
   - ☐ *c)* El cuestionario.
   - ☐ *d)* Todas las respuestas anteriores son correctas.

7. Los datos de filiación forman parte de:
   - ☐ *a)* La exploración extraoral.
   - ☐ *b)* La exploración intraoral.
   - ☐ *c)* Los antecedentes personales.
   - ☐ *d)* La anamnesis.

8. Si un paciente es enfermo de corazón, ¿en qué parte de la historia lo debe anotar?
   - ☐ *a)* Las pruebas complementarias.
   - ☐ *b)* La exploración intraoral.
   - ☐ *c)* La anamnesis.
   - ☐ *d)* La exploración extraoral.

9. Con respecto a la LGPD:
   - ☐ *a)* Puede quebrantarse si el padre del paciente nos pregunta algún dato.
   - ☐ *b)* Solo va dirigida a odontólogos.
   - ☐ *c)* Solo hace mención a la exploración del paciente.
   - ☐ *d)* Todas las opciones anteriores son falsas.

10. Ante el fallecimiento de un paciente:
    - ☐ *a)* Se entregará el historial a los hijos.
    - ☐ *b)* Se guardará el historial el tiempo pertinente.
    - ☐ *c)* Se tirará el historial a la basura.
    - ☐ *d)* Se triturará al día siguiente.

SOLUCIONES:

1. a b c **[d]**	**5.** a **[b]** c d	
2. a b c **[d]**	**6.** a b c **[d]**	**9.** a b c **[d]**
3. a **[b]** c d	**7.** a b c **[d]**	**10.** a **[b]** c d
4. a b **[c]** d	**8.** a b **[c]** d	

4

Gestión de la documentación clínica

Objetivos

- ✓ Entender la estructura de la organización sanitaria española.
- ✓ Clasificar los diferentes documentos clínicos.
- ✓ Aprender lo que es una historia clínica y su importancia en los centros sanitarios.
- ✓ Saber emplear y clasificar otros documentos sanitarios.
- ✓ Conocer la documentación correspondiente a los sistemas de gestión de calidad.
- ✓ Poner de manifiesto las principales características del nuevo RGPD.

Mapa conceptual

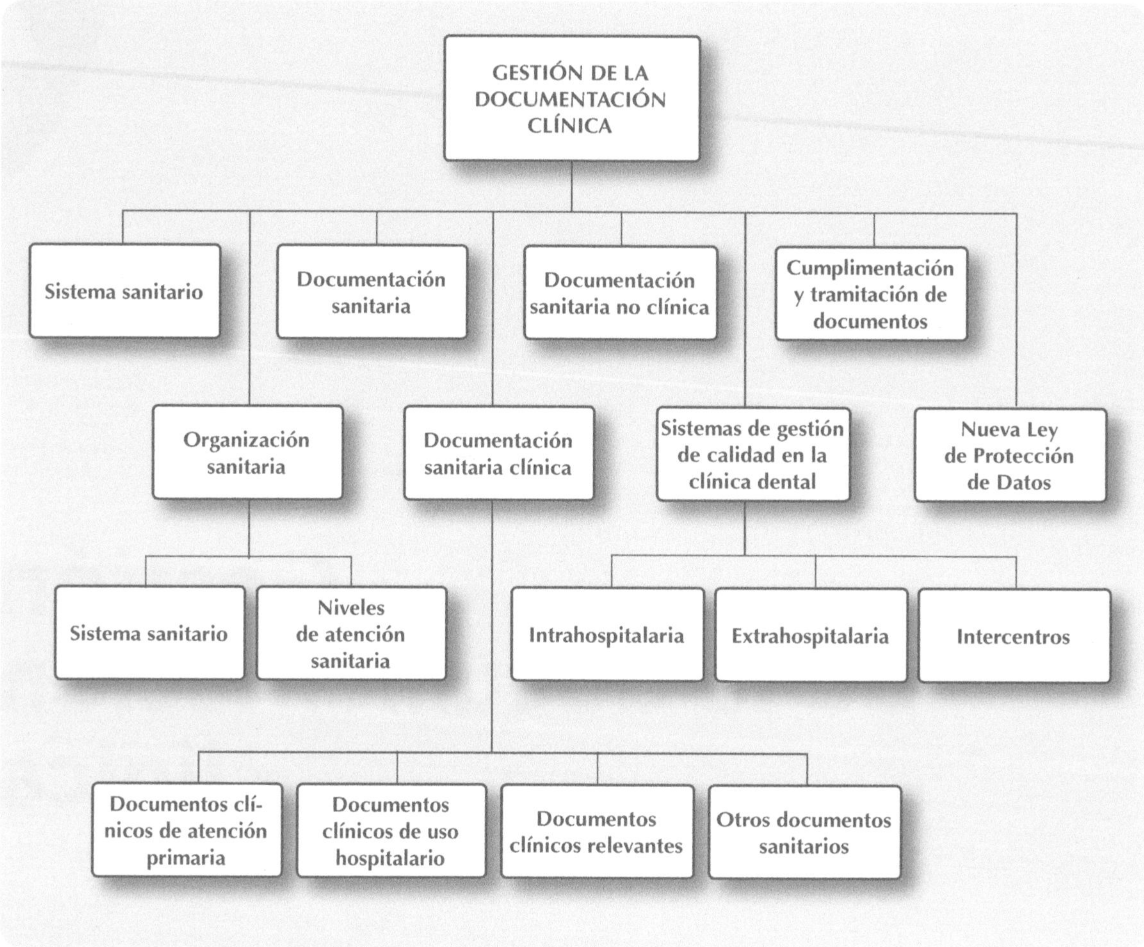

Glosario

Archivo. Conjunto ordenado de documentos que una persona o empresa produce en ejercicio de sus funciones.

Calidad. Adecuación de un servicio a las características esperadas.

Confidencialidad. Se hace o se dice en la confianza de que se mantendrá el secreto de lo hecho o dicho.

Custodiar. Guardar algo con cuidado y vigilancia.

Documento. Escrito que acredita algo.

Normativa. Conjunto de normas aplicables a una determinada actividad.

4.1. Organización sanitaria

En los últimos tiempos, el sistema sanitario español ha evolucionado desde una estructura centralizada, en la que todas las comunidades dependían del Estado, a una estructura descentralizada en la que cada comunidad autónoma gestiona sus propias competencias en materia de salud a través de sus correspondientes consejerías de salud.

La normativa que regula el Sistema Nacional de Salud (SNS) se basa en la Ley General de Sanidad (Ley 14/1986), la Ley de Cohesión y Calidad del SNS (Ley 16/2003) y la Constitución Española de 1978. A partir de estas leyes, el sistema sanitario ha quedado organizado en áreas de salud, que permiten a los ciudadanos acceder a los servicios sanitarios.

ORGANIZACIÓN SANITARIA

- Sistema sanitario
- Niveles de atención sanitaria:
  - 1.° Nivel o atención primaria
  - 2.° Nivel o atención especializada

Figura 4.1
Organización sanitaria

4.1.1. Sistema sanitario

Es el conjunto de instituciones, personal especializado y equipamiento que está destinado a la promoción, protección y restauración de la salud de los individuos, colectividades y su entorno. Por la Ley General de Sanidad, al sistema sanitario se le conoce como *Sistema Nacional de Salud*. Los sistemas sanitarios se gestionan, se organizan y se financian de diferente forma según el país. Es lo que se conoce como la seguridad social de ese país.

Actividad propuesta 4.1

La seguridad social es diferente en cada país. Busca información sobre sus características en un país europeo y en otro no europeo y haz una breve exposición oral ante tus compañeros.

Para entender el Sistema Sanitario Español hay que tener en cuenta su evolución a lo largo de los años:

- A principios del siglo XX el Estado español se ocupaba únicamente de los problemas que afectaban a la colectividad, de forma que el ciudadano que no podía pagar tenía que acceder a la medicina privada, a la caridad o a las organizaciones religiosas.
- A partir de 1900 se crean seguros para sectores como accidentes de trabajo, maternidad, enfermedad.
- En 1942 se aprueba la Ley de Seguro Obligatorio de Enfermedad (SOE). Consistía en un servicio asegurador de salud para trabajadores y sus familias y pensionistas. Seguía existiendo medicina privada y de tipo benéfico.
- En 1974, la Ley General de la Seguridad Social crea un sistema de asistencia sanitaria con libre elección de médico general, contribución al asegurado en el gasto de medicamentos, organización de las instituciones sanitarias, inversión en grandes hospitales, en tecnología...
- En 1978, la Organización Mundial de la Salud (OMS) pone de manifiesto la necesidad de cambiar la orientación del sistema, de forma que los recursos se pudieran aprovechar mejor enfocando los esfuerzos a actuar sobre los estilos de vida de las personas. De ahí el crecimiento de la atención primaria y el desarrollo de los planes de educación para la salud oral y los planes de prevención.
- En 1984 comienza la regularización del primer nivel de asistencia médica denominándose *atención primaria*, que sustituye al primer nivel ambulatorio. La atención especializada reúne el segundo y tercer nivel, que englobaban pacientes ambulatorios de especialidades y hospitales, constituyendo los centros de especialidades y los hospitales.
- En 1989 se universaliza el derecho a la asistencia sanitaria pública, es decir, todos los ciudadanos tienen derecho a asistencia médica.

El desarrollo de la Ley General de Sanidad ha influido en que el SNS:

- Tenga carácter público, universal y gratuito.
- Se realice la integración de las diferentes estructuras y servicios públicos al servicio de la salud.
- Se organice en áreas de salud.
- Desarrolle un modelo de atención primaria que integre las actividades existentes y de prevención, promoción y rehabilitación básica.

4.1.2. Niveles de atención sanitaria

Debido a que el SNS es de carácter universal y solidario, es necesario asegurar la igualdad de acceso a los servicios para todos los ciudadanos.

Su financiación se lleva a cabo con recursos públicos, por lo que el gasto debe ser eficiente. Por ello, el SNS se organiza en dos niveles asistenciales:

1. *Primer nivel asistencial o atención primaria:* los servicios se caracterizan por tener gran accesibilidad y por tener capacidad técnica para asumir íntegramente los problemas de salud más frecuentes.
2. *Segundo nivel asistencial o atención especializada:* con medios diagnósticos y terapéuticos de mayor complejidad y coste dentro del sistema. Se accede a ella por indicación de los facultativos de atención primaria.

A) Atención primaria

Según la Ley 16/2003 de Cohesión y Calidad del Sistema Sanitario, la atención primaria es el nivel básico e inicial de atención. Garantiza la globalidad y la continuidad de la atención a lo largo de la vida del paciente. Comprende actividades de promoción de la salud, educación sanitaria, prevención de la enfermedad, asistencia sanitaria, mantenimiento y recuperación de la salud, rehabilitación física y trabajo social.

PARA SABER MÁS

Los centros de salud son los dispositivos asistenciales principales. En ellos trabajan equipos multidisciplinares integrados por médicos de familia, pediatras, personal de enfermería y personal administrativo. En alguno de ellos también hay trabajadores sociales, matronas y fisioterapeutas.

La atención primaria se caracteriza por ser:

a) *Integral:* se debe atender al paciente en el mismo centro siempre que sea posible y derivarlo a atención especializada cuando sea necesario.
b) *Global:* debe tratar al individuo en su totalidad, abarcando sus aspectos psicológicos, socioculturales y socioeconómicos.
c) *Continua:* no se refiere a una única consulta, sino a un seguimiento del paciente hasta la recuperación.
d) *Descentralizada:* debe estar lo más cerca posible de la población a la que atiende.

Actividad propuesta 4.2

Investiga qué servicios pone a tu disposición tu centro de salud y compáralos con los del resto de tus compañeros.

La atención primaria comprende:

a) La asistencia sanitaria a demanda, programada y urgente, tanto en la consulta como en el domicilio del paciente.
b) Indicación o prescripción, y realización, si es necesario, de procedimientos diagnósticos y terapéuticos.
c) Actividades en materia de prevención, promoción de la salud, atención familiar y atención comunitaria.
d) Actividades de información y vigilancia en la protección de la salud.
e) Rehabilitación básica.
f) Atención y servicios específicos relativos a:

- Las mujeres, que específicamente incluirán la detección y tratamiento de las situaciones de violencia de género.
- La infancia.
- La adolescencia.
- Los adultos.
- La tercera edad.
- Los grupos de riesgo.
- Los enfermos crónicos.

g) Atención paliativa a enfermos terminales.
h) Atención a la salud mental, en coordinación con los servicios de atención especializada.
i) Atención a la salud bucodental.

En el RD 137/1984 se establecen las funciones del equipo de atención primaria:

1. Asistencia sanitaria: ambulatoria, domiciliaria y de urgencias.
2. Promoción de la salud y prevención de la enfermedad.
3. Rehabilitación y reinserción social.
4. Educación sanitaria de la población.
5. Diagnóstico de salud de la población.
6. Docencia e investigación.

Recuerda

✓ La prevención de las enfermedades infecciosas se lleva a cabo a través de las campañas de vacunación, entre otras.
El calendario oficial de vacunación se fija con el acuerdo del Ministerio de Sanidad y los responsables sanitarios de las diferentes comunidades autónomas.

WWW **Recurso web**

En la página web del Ministerio de Sanidad se puede consultar el calendario de vacunación nacional. Puedes acceder a este a partir del código QR adjunto.

B) Atención secundaria o especializada

Según la Ley 16/2003 de Cohesión y Calidad del Sistema Sanitario, la Atención Especializada comprende actividades asistenciales, diagnósticas, terapéuticas y de rehabilitación y cuidados, así como aquellos de promoción de la salud, educación sanitaria y prevención de la enfermedad cuya naturaleza aconseje que se realicen a este nivel.

La atención especializada garantiza la continuidad de la atención integral al paciente, una vez superadas las posibilidades de la atención primaria y hasta que el paciente pueda reintegrarse en ese nivel.

La atención especializada comprende:

1. La asistencia especializada en consultas.
2. La asistencia especializada en hospital de día, médico y quirúrgico.
3. La hospitalización en régimen de internamiento.
4. El apoyo a la atención primaria en el alta hospitalaria precoz, y en su caso la hospitalización a domicilio.
5. La indicación o prescripción, y la realización en su caso, de procedimientos diagnósticos y terapéuticos.
6. La atención paliativa a pacientes terminales.
7. La atención a la salud mental.
8. La rehabilitación en pacientes con déficit neuronal recuperable.
9. Los servicios de:

   a) Cuidados intensivos, anestesia y reanimación.
   b) Hemoterapia.
   c) Rehabilitación.
   d) Nutrición y dietética.
   e) Seguimiento del embarazo.
   f) Planificación familiar.
   g) Reproducción asistida.

Actividad propuesta 4.3

Clasifica los siguientes procesos en atención primaria o en atención especializada:

a) Gastroenteritis.
b) Vacuna de la gripe.
c) Preparación al parto.
d) Endoscopia.
e) Radiografía simple.
f) Limpieza de boca.
g) Consulta de pediatría.
h) Diálisis.

10. La indicación, prescripción y realización de procedimientos diagnósticos y terapéuticos relacionados con:

    a) Diagnóstico prenatal en grupos de riesgo.

b) Diagnóstico por imagen.
c) Radiología intervencionista.
d) Hemodinamia.
e) Medicina nuclear.
f) Neurofisiología.
g) Endoscopias.
h) Pruebas funcionales y de laboratorio.
i) Biopsias y punciones.
j) Radioterapia.
k) Radiocirugía.
l) Litotricia renal.
m) Diálisis.
n) Trasplantes de órganos, tejidos y células de origen humano.

La atención especializada cumple las siguientes funciones:

1. Asistencial: la asistencia sanitaria se realiza en áreas de hospitalización, en urgencias y en las consultas externas. Siempre que las condiciones de salud del paciente lo permitan, la atención se prestará en consultas externas y en el hospital de día.
2. Docente.
3. Investigadora.

4.2. Documentación sanitaria

Es el conjunto de documentos que informan sobre la actuación sanitaria, es decir, es toda la información que se genera como consecuencia de la atención recibida en atención primaria y especializada.

El buen manejo de esta información supone grandes ventajas para el personal sanitario y para el paciente; en cambio, los errores en el sistema de registro de la información sanitaria y la falta de control dan lugar a una deficiente calidad asistencial.

La documentación sanitaria, resumida en el cuadro 4.1, se divide en:

1. *Documentación clínica:* relacionada directamente con la salud del paciente. Por ejemplo, la historia clínica.
2. *Documentación no clínica:* no está relacionada con el proceso clínico, pero es igualmente necesaria para el proceso asistencial. Por ejemplo, el justificante de asistencia.

CUADRO 4.1
Tipos de documentación sanitaria

Documentación clínica	Documentación no clínica
• Documentación de uso en atención primaria • Documentación de uso hospitalario	• Documentación intrahospitalaria • Documentación extrahospitalaria • Documentación intercentros

4.3. Documentación sanitaria clínica

Es aquella que se produce como consecuencia de la atención directa del paciente.
Se clasifica en:

1. Documentos clínicos de uso en atención primaria.
2. Documentos clínicos de uso hospitalario.

4.3.1. Documentos clínicos de uso en atención primaria

Los documentos clínicos de uso en atención primaria son cuatro:

1. *Historia médica:* es el impreso que recoge la información generada por las actuaciones del equipo sanitario con el paciente. En ella está toda la información sobre el estado de salud o enfermedad del paciente. Es el equivalente a la historia clínica hospitalaria.
2. *Historia de enfermería:* recoge los cuidados que hay que proporcionar a la población general, aunque no esté enferma, como vacunaciones u otras actuaciones en programas específicos de prevención y seguimiento de enfermedades crónicas.
3. *Impreso de solicitud de pruebas complementarias:* específicos para gestionar y tramitar peticiones a otros servicios o centros sanitarios.
4. *Impreso de citación:* informa al paciente de su próxima visita al centro sanitario. Incluye datos de filiación del paciente, día, hora, lugar y servicio en el que se cita, así como las instrucciones de lo que el paciente tiene que hacer en caso de que se requiera algún tipo de preparación previa para acudir a la consulta.

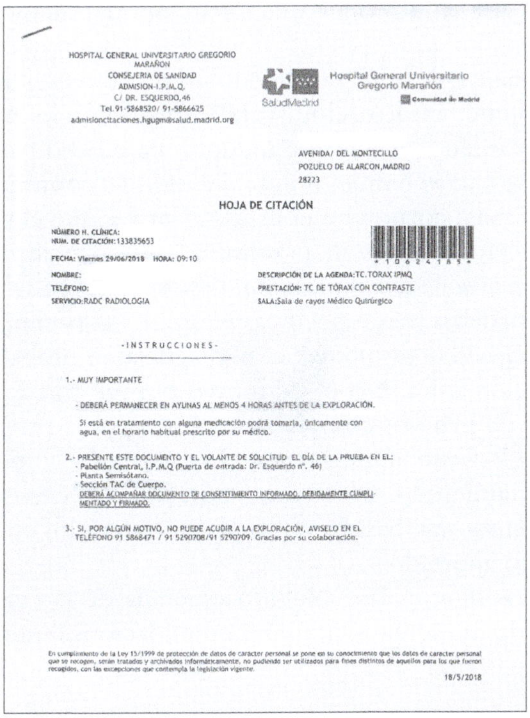
HOSPITAL GENERAL UNIVERSITARIO GREGORIO MARAÑON
CONSEJERIA DE SANIDAD
ADMISION-I.P.M.Q.
C/ DR. ESQUERDO,46
Tel.91-5868520/ 91-5866625
admisioncitaciones.hgugm@salud.madrid.org

SaludMadrid — Hospital General Universitario Gregorio Marañón — Comunidad de Madrid

AVENIDA/ DEL MONTECILLO
POZUELO DE ALARCON,MADRID
28223

HOJA DE CITACIÓN

NÚMERO H. CLÍNICA:
NUM. DE CITACIÓN:133835653

FECHA: Viernes 29/06/2018 HORA: 09:10

* 1 0 6 2 4 1 8 5 *

NOMBRE:
TELÉFONO:
SERVICIO:RADC RADIOLOGIA

DESCRIPCIÓN DE LA AGENDA:TC.TORAX IPMQ
PRESTACIÓN: TC DE TÓRAX CON CONTRASTE
SALA:Sala de rayos Médico Quirúrgico

-INSTRUCCIONES-

1.- MUY IMPORTANTE

- DEBERÁ PERMANECER EN AYUNAS AL MENOS 4 HORAS ANTES DE LA EXPLORACIÓN.

Si está en tratamiento con alguna medicación podrá tomarla, únicamente con agua, en el horario habitual prescrito por su médico.

2.- PRESENTE ESTE DOCUMENTO Y EL VOLANTE DE SOLICITUD EL DÍA DE LA PRUEBA EN EL:
- Pabellón Central, I.P.M.Q (Puerta de entrada: Dr. Esquerdo nº. 46)
- Planta Semisótano.
- Sección TAC de Cuerpo.
DEBERÁ ACOMPAÑAR DOCUMENTO DE CONSENTIMIENTO INFORMADO, DEBIDAMENTE CUMPLIMENTADO Y FIRMADO.

3.- SI, POR ALGÚN MOTIVO, NO PUEDE ACUDIR A LA EXPLORACIÓN, AVISELO EN EL TELÉFONO 91 5868471 / 91 5290708/91 5290709. Gracias por su colaboración.

En cumplimiento de la Ley 15/1999 de protección de datos de caracter personal se pone en su conocimiento que los datos de caracter personal que se recogen, serán tratados y archivados informáticamente, no pudiendo ser utilizados para fines distintos de aquellos para los que fueron recogidos, con las excepciones que contempla la legislación vigente.

18/5/2018

Figura 4.2
Ejemplo de hoja de citación

4.3.2. Documentos clínicos de uso hospitalario. Historia clínica

Se define como el registro de datos recopilados con la finalidad de atender a un paciente, tanto en el presente como en el futuro, en el campo asistencial, preventivo y rehabilitador. Se considera el documento clínico más importante y quizá el que más cambios ha sufrido a lo largo de un período de tiempo relativamente corto, ya que hace unas décadas el soporte de la historia clínica era en papel, y a día de hoy, prácticamente todos los centros sanitarios privados o públicos manejan la historia clínica en formato electrónico con diferentes programas de gestión. La informatización de la información contenida en la historia clínica supone importantes ventajas entre las que cabe destacar:

1. Permite manejar grandes cantidades de información en muy poco tiempo.
2. Supone un ahorro de espacio físico para el almacenamiento de datos.
3. Aporta seguridad y fiabilidad en los datos recogidos en los historiales clínicos.
4. Facilita el acceso a la información por parte de los facultativos sanitarios que tengan acceso a esa información.
5. Evita pérdidas de datos o de historias clínicas.

Es un documento médico-legal, caracterizado por ser un conjunto ordenado de la información generada en cada una de las actuaciones del equipo sanitario con el paciente. Se origina con el primer episodio de enfermedad o control de salud del paciente.

A) Estructura de la historia clínica

La historia clínica tiene una estructura fija que incluye:

1. *Anamnesis:* es el interrogatorio o entrevista clínica que se hace al paciente con el fin de obtener información. Esta información es proporcionada por el paciente o familiar/tutor legal, en caso de menores de edad o pacientes con discapacidad.
2. *Exploración o examen físico del paciente:* conjunto de datos referidos a la talla, peso, índice de masa corporal o constantes vitales que el personal sanitario recoge a través de la inspección, palpación, percusión o auscultación del paciente.
3. *Exploración complementaria:* basada en las pruebas de laboratorio, diagnóstico por imagen o pruebas más específicas realizadas al paciente.
4. *Diagnóstico presuntivo:* es el diagnóstico probable. Se basa en la anamnesis y en la exploración física. No es definitivo porque puede modificarse en función de los resultados de las pruebas complementarias o por la propia evolución de la enfermedad.
5. *Juicio clínico:* emitidos por el propio médico para corroborar el diagnóstico, proponer un tratamiento o hacer una valoración del curso de la enfermedad.
6. *Tratamiento:* basado en los datos obtenidos en la anamnesis, la exploración y el diagnóstico aportado.
7. *Pronóstico:* es la evolución esperada de la enfermedad, que puede confirmarse o no, y todas las actuaciones y recomendaciones que el paciente debe seguir.

B) Características de la historia clínica

La historia clínica se caracteriza por ser:

1. *Completa:* el paciente debe facilitar toda la información relativa a sus datos de identificación, y a su estado físico y psíquico.
2. *Ordenada:* los profesionales sanitarios tienen el deber de crear y mantener la historia clínica ordenada, siguiendo el proceso secuencial de la asistencia sanitaria del paciente.
3. *Clara y legible:* la historia clínica debe presentar una escritura clara y legible, con terminología precisa, evitando el uso de abreviaturas y las tachaduras y rectificaciones entre líneas.

C) Elementos integrantes de la historia clínica

Los elementos que integran la historia clínica son los siguientes:

1. *Carpeta:* su apertura se realiza en la unidad de admisión.
2. *Hoja de información clínico-estadística:* debe figurar el diagnóstico de entrada y el nombre del profesional médico que inicia la historia.
3. *Orden de ingreso:* es el documento empleado por el personal sanitario para formalizar el ingreso. Debe estar firmado e identificado. Consta de:

   a) Datos administrativos del paciente.
   b) Datos clínicos que serán rellenados por el doctor responsable del enfermo. Debe incluir los diagnósticos previos y los síntomas que se presenten en ese momento.
   c) Este documento se envía al servicio de admisión en el momento del alta del paciente.

4. *Informe de urgencia:* recoge los datos de la asistencia prestada al paciente en el servicio de urgencias.
5. *Hoja de anamnesis y exploración física:*

   a) Elaborada por el doctor que atendió al paciente en su primera visita.
   b) Debe cumplimentarse en las primeras 24 horas desde la admisión del enfermo. Recoge el motivo de la asistencia, los síntomas referidos a la enfermedad y la fecha del comienzo de la sintomatología, las exploraciones, los tratamientos previos y la evolución clínica hasta su admisión en el hospital.
   c) Exploración física.
   d) Anotar diagnóstico inicial y diagnósticos adicionales, si existen, plan terapéutico y las exploraciones solicitadas.
   e) El documento será manuscrito, pero legible.

6. *Hoja de evolución:* relato cronológico de la evolución del paciente. Debe ser un informe detallado y la frecuencia de anotaciones será al menos diaria.
7. *Hoja de analítica:* recoge los resultados de las analíticas, ordenados por fecha y hora.

8. *Informes de laboratorio:* recoge los resultados de los laboratorios de bioquímica, hematología…
9. *Hoja de órdenes de tratamiento:*

   a) Su elaboración es responsabilidad del médico encargado del paciente en cada momento. Ninguna orden puede ser anotada sin su consentimiento, a excepción de los periodos de guardia.
   b) Las órdenes se escribirán con letra legible, fecha y firma.
   c) Las órdenes médicas referentes a medicación que hay que administrar al paciente deben especificar nombre del principio activo o especialidad, dosis, vía y pauta de administración.
   d) El profesional sanitario responsable actualizará las órdenes de tratamiento.

10. *Hoja de interconsulta:* documento por el que se solicita evaluación o estudio a otro servicio o facultativo. Debe especificar la urgencia de la consulta, fecha y hora de petición y tipo de consulta (diagnóstico, tratamiento…).
11. *Informe de consentimiento informado:* es obligatorio que el paciente lo firme como consentimiento previo a intervenciones quirúrgicas u otras exploraciones que conlleven algún riesgo. Debe estar firmado por el paciente o responsable legal. El propio documento (figura 4.3) aporta información relativa al acto médico que se va a realizar, la cual debe ser explicada verbalmente al paciente, para que sepa lo que está firmando y conozca el balance riesgo-beneficio.

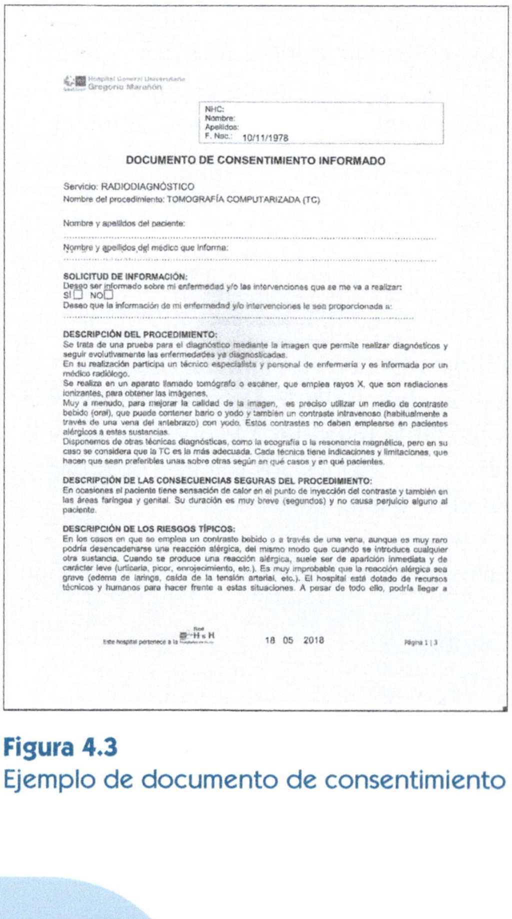

Hospital General Universitario Gregorio Marañón

NHC:
Nombre:
Apellidos:
F. Nac.: 10/11/1978

DOCUMENTO DE CONSENTIMIENTO INFORMADO

Servicio: RADIODIAGNÓSTICO
Nombre del procedimiento: TOMOGRAFÍA COMPUTARIZADA (TC)

Nombre y apellidos del paciente:
…………………………………………

Nombre y apellidos del médico que informa:
…………………………………………

SOLICITUD DE INFORMACIÓN:
Deseo ser informado sobre mi enfermedad y/o las intervenciones que se me va a realizar:
SI ☐ NO ☐
Deseo que la información de mi enfermedad y/o intervenciones le sea proporcionada a:
…………………………………………

DESCRIPCIÓN DEL PROCEDIMIENTO:
Se trata de una prueba para el diagnóstico mediante la imagen que permite realizar diagnósticos y seguir evolutivamente las enfermedades ya diagnosticadas.
En su realización participa un técnico especialista y personal de enfermería y es informada por un médico radiólogo.
Se realiza en un aparato llamado tomógrafo o escáner, que emplea rayos X, que son radiaciones ionizantes, para obtener las imágenes.
Muy a menudo, para mejorar la calidad de la imagen, es preciso utilizar un medio de contraste bebido (oral), que puede contener bario o yodo y también un contraste intravenoso (habitualmente a través de una vena del antebrazo) con yodo. Estos contrastes no deben emplearse en pacientes alérgicos a estas sustancias.
Disponemos de otras técnicas diagnósticas, como la ecografía o la resonancia magnética, pero en su caso se considera que la TC es la más adecuada. Cada técnica tiene indicaciones y limitaciones, que hacen que sean preferibles unas sobre otras según en qué casos y en qué pacientes.

DESCRIPCIÓN DE LAS CONSECUENCIAS SEGURAS DEL PROCEDIMIENTO:
En ocasiones el paciente tiene sensación de calor en el punto de inyección del contraste y también en las áreas faríngea y genital. Su duración es muy breve (segundos) y no causa perjuicio alguno al paciente.

DESCRIPCIÓN DE LOS RIESGOS TÍPICOS:
En los casos en que se emplea un contraste bebido o a través de una vena, aunque es muy raro podría desencadenarse una reacción alérgica, del mismo modo que cuando se introduce cualquier otra sustancia. Cuando se produce una reacción alérgica, suele ser de aparición inmediata y de carácter leve (urticaria, picor, enrojecimiento, etc.). Es muy improbable que la reacción alérgica sea grave (edema de laringe, caída de la tensión arterial, etc.). El hospital está dotado de recursos técnicos y humanos para hacer frente a estas situaciones. A pesar de todo ello, podría llegar a

Este hospital pertenece a la Red H&H 18 05 2018 Página 1 | 3

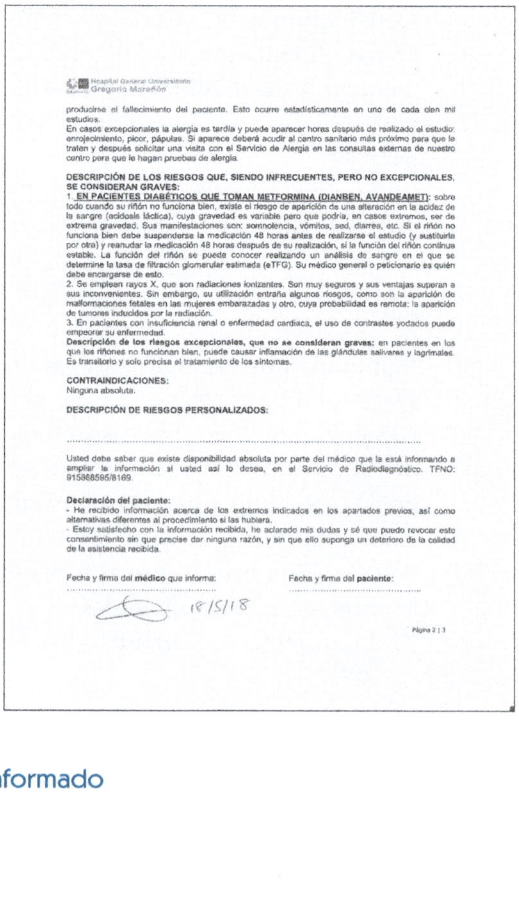

Hospital General Universitario Gregorio Marañón

producirse el fallecimiento del paciente. Esto ocurre estadísticamente en uno de cada cien mil estudios.
En casos excepcionales la alergia es tardía y puede aparecer horas después de realizado el estudio: enrojecimiento, picor, pápulas. Si aparece deberá acudir al centro sanitario más próximo para que le traten y después solicitar una visita con el Servicio de Alergia en las consultas externas de nuestro centro para que le hagan pruebas de alergia.

DESCRIPCIÓN DE LOS RIESGOS QUE, SIENDO INFRECUENTES, PERO NO EXCEPCIONALES, SE CONSIDERAN GRAVES:
1. **EN PACIENTES DIABÉTICOS QUE TOMAN METFORMINA (DIANBEN, AVANDEAMET)**: sobre todo cuando su riñón no funciona bien, existe el riesgo de aparición de una alteración en la acidez de la sangre (acidosis láctica), cuya gravedad es variable pero que podría, en casos extremos, ser de extrema gravedad. Sus manifestaciones son: somnolencia, vómitos, sed, diarrea, etc. Si el riñón no funciona bien debe suspenderse la medicación 48 horas antes de realizarse el estudio (y sustituirla por otra) y reanudar la medicación 48 horas después de su realización, si la función del riñón continua estable. La función del riñón se puede conocer realizando un análisis de sangre en el que se determine la tasa de filtración glomerular estimada (eTFG). Su médico general o peticionario es quién debe encargarse de esto.
2. Se emplean rayos X, que son radiaciones ionizantes. Son muy seguros y sus ventajas superan a sus inconvenientes. Sin embargo, su utilización entraña algunos riesgos, como son la aparición de malformaciones fetales en las mujeres embarazadas y otro, cuya probabilidad es remota: la aparición de tumores inducidos por la radiación.
3. En pacientes con insuficiencia renal o enfermedad cardiaca, el uso de contrastes yodados puede empeorar su enfermedad.
Descripción de los riesgos excepcionales, que no se consideran graves: en pacientes en los que los riñones no funcionan bien, puede causar inflamación de las glándulas salivares y lagrimales. Es transitorio y solo precisa el tratamiento de los síntomas.

CONTRAINDICACIONES:
Ninguna absoluta.

DESCRIPCIÓN DE RIESGOS PERSONALIZADOS:

…………………………………………

Usted debe saber que existe disponibilidad absoluta por parte del médico que la está informando a ampliar la información si usted así lo desea, en el Servicio de Radiodiagnóstico. TFNO: 915868595/8169.

Declaración del paciente:
- He recibido información acerca de los extremos indicados en los apartados previos, así como alternativas diferentes al procedimiento si las hubiera.
- Estoy satisfecho con la información recibida, he aclarado mis dudas y sé que puedo revocar este consentimiento sin que precise dar ninguna razón, y sin que ello suponga un deterioro de la calidad de la asistencia recibida.

Fecha y firma del **médico** que informa: Fecha y firma del **paciente**:
…………………… ……………………
18/5/18

Página 2 | 3

Figura 4.3
Ejemplo de documento de consentimiento informado

12. *Hoja de preanestesia, anestesia y reanimación:* deben figurar las incidencias y la técnica empleada.
13. *Protocolo de intervención:* se cumplimenta por el responsable de la intervención, en las 48 horas postintervención.
14. *Hoja de actividad de quirófanos o registro de partos:* reúne los datos de las personas que intervienen en el acto quirúrgico o parto, así como la descripción de estos.
15. *Informe de anatomía patológica.*
16. *Hoja de gráficos de enfermería:* el enfermero anota todos los registros de la enfermería derivados de las necesidades del paciente, así como las pruebas complementarias que se soliciten.
17. *Hoja de valoración de enfermería:* se recogen todos los datos que permiten establecer el plan de cuidados de enfermería durante la hospitalización.
18. *Hoja de tratamiento:* se transcribe el tratamiento médico pautado y debe ser firmado por el enfermero responsable del paciente en el momento de la administración del fármaco.
19. *Informe clínico de alta:* se realiza a todos los enfermos que han estado ingresados, y en ocasiones a pacientes atendidos en consultas externas.
20. *Hoja de alta voluntaria:* firmada por el paciente o representante legal, cuando este decide abandonar el hospital en contra de las recomendaciones médicas.
21. *Estudios de imagen.*
22. *Hoja de traslado intrahospitalario:* el paciente es trasladado a otro servicio dentro del mismo hospital.
23. *Informe de autopsia.*
24. *Hoja de valoración del trabajador social:* cuando sea necesaria la intervención de los servicios sociales.
25. *Hoja de mortalidad:* cumplimentada por el doctor cuando fallece el paciente.

D) Custodia de la historia clínica

La Ley 41/2002 de la autonomía del paciente y los derechos y obligaciones en materia de información y documentación clínica específica dice que las instituciones asistenciales son las encargadas de custodiar, vigilar, regular y facilitar el acceso a ella.

Aunque el orden de los documentos que integran la historia clínica es libre mientras se está confeccionando, es obligatorio que los documentos sigan un orden establecido una vez que la historia se va a incluir en el archivo.

El servicio de admisión y documentación clínica es el centro de custodia de la documentación clínica. Una vez dado de alta el paciente, la historia clínica permanecerá en el interior del archivo, siendo responsabilidad de este su conservación y mantenimiento.

Según la normativa vigente, la documentación clínica debe ser guardada un mínimo de 5 años desde la fecha de alta de cada proceso asistencial.

Son de aplicación a la historia clínica las medidas técnicas de seguridad establecidas por la legislación reguladora de la conservación de los ficheros que contienen datos de carácter personal y, en general, por la Ley Orgánica de15/1999 de protección de datos de carácter personal.

E) Confidencialidad de la historia clínica

La Ley Orgánica 15/1999, del 13 de diciembre, de Protección de Datos de Carácter Personal, califica a los datos relativos a la salud de los ciudadanos como especialmente protegidos, estableciendo un régimen muy riguroso para su obtención, custodia y posible cesión.

Toma nota

Hace años, en caso de pérdida o extravío de una historia clínica, se procedía a una búsqueda exhaustiva en los servicios en los que había recibido asistencia el paciente. Si en el plazo de un mes no había aparecido, se contactaba con el paciente y se iniciaba un proceso de reconstrucción de la historia clínica. Gracias a la digitalización de las historias clínicas, este problema ha desaparecido y ha permitido agilizar los trámites necesarios en caso de solicitar una copia del historial o un traslado de centro sanitario.

Uno de los principios básicos de la Ley 41/2002 es que la persona que elabore o tenga acceso a la información y documentación clínica está obligada a guardar la reserva debida, y que toda persona tiene derecho a que se respete el carácter confidencial de los datos referentes a su salud, y a que nadie pueda acceder a ellos sin su previa autorización.

El 25 de mayo de 2018 entró en vigor el Reglamento General de Protección de Datos, que modifica por completo el régimen obligacional establecido por la Ley Orgánica de Protección de Datos de Carácter Personal. Las nuevas obligaciones introducidas por el nuevo reglamento serán explicadas con detenimiento en el apartado 4.7.

4.3.3. Documentos clínicos de especial relevancia: consentimiento informado y receta médica

A) Consentimiento informado

La Ley 3/2001 de 28 de mayo, ley reguladora del consentimiento informado y de la historia clínica de los pacientes, define el consentimiento informado como aquel prestado libre y voluntariamente por el afectado para toda actuación, en el ámbito de su salud, y una vez que, recibida la información adecuada, hubiera valorado las opciones propias del caso.

El consentimiento será verbal por regla general, y se dejará por escrito en los casos de intervención quirúrgica, procedimientos diagnósticos y terapéuticos invasores y, en general, en la aplicación de procedimientos que supongan riesgos o que tengan repercusión negativa sobre la salud del paciente.

La prestación del consentimiento es un derecho del paciente y su obtención un deber por parte del personal médico. El paciente tiene derecho a decidir libremente, tras recibir la información adecuada, entre las opciones clínicas disponibles. De la misma forma, tiene derecho a negarse al tratamiento, salvo en los casos determinados por la ley. Su negativa al tratamiento debe constar por escrito.

Los límites que pone la ley por los cuales el facultativo puede llevar a cabo las intervenciones clínicas indispensables a favor de la salud del paciente, sin necesidad de contar con su consentimiento informado, son los siguientes:

1. Cuando existe riesgo para la salud pública.
2. Cuando existe riesgo inmediato grave para la integridad física y psíquica del paciente y no es posible obtener su autorización.

Actividad propuesta 4.4

Razona y escribe cinco procedimientos en los que es necesario firmar el consentimiento informado antes de que se lleven a cabo.

La información del consentimiento informado debe facilitarse con la antelación suficiente para que el paciente pueda reflexionar y decidir libremente, y debe incluir:

1. Identificación y descripción del procedimiento.
2. Objetivo del procedimiento.
3. Beneficios que se esperan alcanzar.
4. Alternativas razonables a dicho procedimiento.
5. Consecuencias previsibles de su realización.
6. Consecuencias previsibles de la no realización del procedimiento.
7. Riesgos más frecuentes.
8. Riesgos poco frecuentes, cuando sean de especial gravedad y estén asociados al procedimiento.
9. Riesgos personalizados en función de la situación clínica del paciente.
10. Contraindicaciones.

Se concede el consentimiento informado por representación en los siguientes casos:

1. Menores de edad.
2. Pacientes incapacitados legalmente.
3. Cuando el paciente no sea capaz de tomar decisiones, bien por padecer discapacidades intelectuales o físicas o bien por encontrarse en caso de extrema gravedad.

En estos casos el consentimiento informado lo firmará un familiar o representante legal.

PARA SABER MÁS

En menores emancipados o con 16 años cumplidos no se prestará el consentimiento informado por representación, pero los padres serán informados y su opinión será tenida en cuenta. Es decir, no es necesario que los padres firmen el consentimiento, aunque deben ser informados.

B) Receta médica

Es el documento normalizado por el cual los facultativos médicos legalmente capacitados prescriben la medicación al paciente para su dispensación por las farmacias (art 1. RD 1919/1984).

Los modelos de recetas médicas son válidos para todo el territorio nacional y se editan en la lengua oficial del Estado y en la respectiva lengua cooficial en las CC. AA. que dispongan de ella.

Al igual que en otros documentos médico-legales, todos los datos e instrucciones que figuren en la receta médica deben ser claramente legibles y no pueden existir tachaduras.

Por el RD 1910/1984, se establece la estructura básica de una receta médica. Consta de dos partes:

1. El cuerpo de la receta, destinado al farmacéutico.
2. El volante de instrucciones para el paciente, que será separable y claramente diferenciable del cuerpo de la receta.

En ambas partes debe figurar obligatoriamente:

1. Nombre y dos apellidos del médico prescriptor.
2. Población y dirección donde ejerza.
3. Número de colegiado o código de identificación asignado por el servicio de salud, y la especialidad oficialmente acreditada que ejerza.
4. Nombre y dos apellidos del paciente, y su año de nacimiento.
5. Código de identificación del paciente asignado por su servicio de salud.
6. Medicamento o producto objeto de prescripción, bien bajo denominación genérica o bajo marca comercial.
7. Forma farmacéutica y dosificación.
8. Vía de administración.
9. Número de unidades por envase o contenido de este en peso o volumen.
10. Número de envases que se prescriben.
11. Posología, indicando el número de unidades por toma, frecuencia de las tomas (días, semana, mes) y la duración del tratamiento.
12. Lugar, fecha, firma y sello.

1. Recetas médicas en el Sistema Público de Salud

Se caracterizan por presentar una estructura determinada, que es la siguiente:

1. Deben poseer una dimensión establecida: 21,5 cm × 12 cm.
2. En el ángulo superior izquierdo se identifica la entidad gestora u organización que emite la receta, y el membrete o anagrama distintivo de la comunidad autónoma.
3. Van identificadas e impresas en diferente color, dependiendo del colectivo de población al que vayan destinadas:

   a) Color verde para población activa.
   b) Color rojo para pensionistas.
   c) Color azul para accidentes de trabajo o enfermedades profesionales.

Se establecen dos tipos de receta:

1. *Ordinaria:* es la descrita anteriormente. Tiene un plazo de validez de 10 días naturales a partir de la fecha de prescripción que figura en la receta.
2. *De larga duración:* consta de cuatro cuerpos de receta y un volante de instrucciones para el paciente.

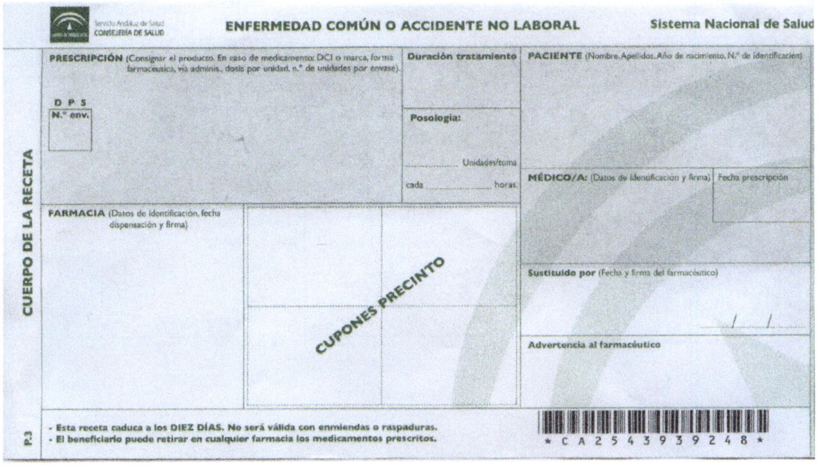

Figura 4.4
Ejemplo de receta médica para la población activa del Sistema Público de Salud

2. Recetas médicas en asistencia privada

El 21 de enero de 2011 entró en vigor el RD 1718/2010, de 17 de diciembre, sobre la receta médica y las órdenes de dispensación. En él se regula la receta privada tanto en soporte papel como en soporte electrónico.

Por definición, la receta médica es un documento de carácter sanitario, normalizado y obligatorio mediante el cual los médicos, odontólogos o podólogos, legalmente facultados para ello, y en el ámbito de sus competencias respectivas, prescriben a los pacientes los medicamentos o productos sanitarios sujetos a prescripción médica para que sean dispensados por un farmacéutico.

La receta privada se compone de una hoja tamaño DIN A-4 con una línea separadora en el centro para poder dividirla en la oficina de farmacia en dos cuerpos, o bien una hoja tamaño cuartilla, autocopiativa.

Uno de los cuerpos constituye la receta propiamente dicha, que quedará en poder de la oficina de farmacia, y otro cuerpo que es la hoja de información para el paciente. Ambas partes contienen la información correspondiente al paciente, al prescriptor y del fármaco prescrito, con la posología y las normas de administración concretas.

Interesante

El RD 1/2015, de 2 de julio, dicta el documento mediante el cual los profesionales enfermeros, una vez facultados individualmente y con la correspondiente acreditación, indican o autorizan la dispensación de medicamentos sujetos o no a prescripción médica y de productos sanitarios.

Posteriormente, las modificaciones del RD 954/2015, de 23 de octubre, dicen que la prescripción de medicamentos sujetos a prescripción por parte de los enfermeros tiene como finalidad garantizar la continuidad asistencial y la seguridad de los pacientes.

RECETA MÉDICA PARA ASISTENCIA SANITARIA PRIVADA

RECETA MÉDICA PRIVADA

PRESCRIPCIÓN Consignar el medicamento: DCI o marca, forma farmacéutica, vía de administración, dosis por unidad y unidades por envase. (Datos correspondientes en caso de producto sanitario).

Núm. envases / unidades: ☐

Duración del tratamiento

Posología

Unidades | Pauta

Nº orden dispensación ☐

Fecha prevista dispensación __/__/__

Firma de Farmacéutico

PACIENTE (Nombre, apellidos, año de nacimiento y nº de DNI / NIE / pasaporte)

PRESCRIPTOR (datos de identificación y firma)

Dr.

Núm. Colegiado:

Fecha de la prescripción * __/__/__

Información al Farmacéutico, en su caso

Motivo de la sustitución

☐ Urgencia

☐ Desabastecimiento

FARMACIA (NIF/CIF, datos de identificación y fecha de dispensación)

* La validez de esta receta expira a los 10 días naturales de la fecha prevista para la dispensación, o en su defecto de la fecha de prescripción. La medicación prescrita no superará los 3 meses de tratamiento. La receta es válida para una única dispensación en la farmacia. Esta receta podrá ser dispensada en cualquier oficina de farmacia del territorio nacional.

En cumplimiento de lo establecido en el artículo 5 de la Ley Orgánica 15/1999, se le informa de que sus datos serán incorporados en un fichero de titularidad del prescriptor para la gestión y control de la prescripción médica, así como en un fichero de la farmacia dispensadora para dar cumplimiento a la obligación establecida en el RD 1718/2010. Se le informa que podrá ejercitar sus derechos de acceso, rectificación, cancelación y oposición en la dirección del prescriptor y/o de la farmacia dispensadora.

Figura 4.5
Ejemplo de receta médica para asistencia privada

4.3.4. Otros documentos sanitarios clínicos

A) Documento de citación

Informa al paciente de su próxima visita al centro sanitario. Incluye instrucciones de lo que tiene que hacer el paciente en caso de que sea necesaria algún tipo de preparación previa a la cita, así como las indicaciones de cómo hacer en caso de tener que cancelar la cita.

B) Informe médico

Se emiten para resumir la información incluida en la historia clínica, en su totalidad o parcialmente. El paciente tiene derecho a solicitar su informe médico siempre que sea necesario. En ocasiones, el paciente solicita el informe y, según el centro sanitario, puede serle entregado en el momento o remitírselo en unos días, cuando el responsable médico lo haya redactado.

C) Justificantes

Emitidos a petición de los interesados para justificar un hecho, como por ejemplo la asistencia a una consulta, un ingreso hospitalario, etc. Se consideran un documento muy útil puesto que son de entrega obligada en determinados casos como la ausencia o retraso al puesto de trabajo, y deben ser ofrecidos en el centro sanitario en el mismo momento en el que el paciente o en su caso el acompañante los solicita. Debe incluir el nombre y apellidos del solicitante, la hora de llegada y salida al centro sanitario y los datos del centro sanitario en cuestión.

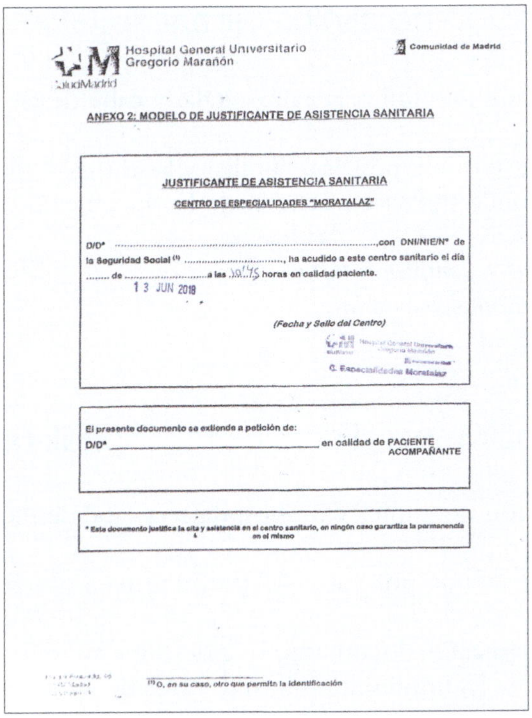

Hospital General Universitario Gregorio Marañón

SaludMadrid

Comunidad de Madrid

ANEXO 2: MODELO DE JUSTIFICANTE DE ASISTENCIA SANITARIA

JUSTIFICANTE DE ASISTENCIA SANITARIA

CENTRO DE ESPECIALIDADES "MORATALAZ"

D/Dª ....,con DNI/NIE/Nº de la Seguridad Social (1) ...., ha acudido a este centro sanitario el día .... de ....a las 10'45 horas en calidad paciente.

13 JUN 2018

(Fecha y Sello del Centro)

Hospital General Universitario Gregorio Marañón

C. Especialidades Moratalaz

El presente documento se extiende a petición de:

D/Dª ______________________________ en calidad de PACIENTE ACOMPAÑANTE

* Este documento justifica la cita y asistencia en el centro sanitario, en ningún caso garantiza la permanencia en el mismo

(1) O, en su caso, otro que permita la identificación

Figura 4.6
Ejemplo de justificante de asistencia

4.4. Documentación sanitaria no clínica

Se refiere a todos aquellos documentos relacionados con la organización, la coordinación y la gestión del centro hospitalario que no forman parte de la historia clínica del paciente, y que son necesarios para el correcto funcionamiento del centro sanitario. De forma indirecta, repercuten en la calidad asistencial. Se diferencian tres tipos de documentación no clínica: intrahospitalaria, extrahospitalaria e intercentros (cuadro 4.2).

CUADRO 4.2
Documentación no clínica

Intrahospitalaria	Extrahospitalaria	Intercentros
Historia social	Solicitud informe médico	Impreso de derivación
Lista de trabajo	Parte juzgado de guardia	
Planificación de pruebas complementarias	Hoja reclamaciones y sugerencias	
Solicitud de historia clínica	Justificante de visita	
Solicitud de pruebas complementarias	Recordatorio	

4.4.1. Documentación no clínica intrahospitalaria

Dentro de la documentación no clínica intrahospitalaria cabe destacar la siguiente:

a) *Historia social:* incluye la composición familiar y la situación socioeconómica del paciente.
b) *Lista de trabajo:* donde queda constancia de las acciones o tareas que debe realizar un determinado servicio.
c) *Planificación de pruebas complementarias.*
d) *Solicitud de pruebas complementarias.*

4.4.2. Documentación no clínica extrahospitalaria

Dentro de la documentación no clínica extrahospitalaria cabe destacar la siguiente:

a) *Solicitud de informe médico:* por parte del paciente para obtener un informe por escrito de su estado de salud.
b) *Parte del juzgado de guardia:* documento que describe las lesiones que presenta el paciente al llegar al centro. Es imprescindible ante casos de violencia.
c) *Hoja de reclamaciones o sugerencias.*
d) *Justificante de visita médica:* para acreditar la visita a un médico, el día, la hora y el servicio en el que el paciente ha sido atendido.
e) *Recordatorio:* para ayudar al paciente a recordar su próxima cita.

4.4.3. Documentación no clínica intercentros

Se trata de un impreso de derivación que es imprescindible en el caso de que sea necesario trasladar al paciente de un centro sanitario a otro.

4.5. Sistemas de gestión de calidad en las clínicas dentales. Documentación y características

La norma UNE 179001:2001 de calidad en los centros y servicios dentales, establece los requisitos que deben cumplir las clínicas dentales para mejorar la calidad de los servicios que en ellas se prestan. Incluye aspectos relacionados con la organización del centro, las instalaciones, los equipos, la formación de los profesionales o los procesos directamente relacionados con la asistencia sanitaria.

4.5.1. Definiciones de calidad en salud

Aunque no es fácil definir la calidad en salud, es un concepto que puede englobar cinco aspectos fundamentales:

1. Excelencia profesional.
2. Uso eficiente de los recursos de la clínica.
3. Mínimo riesgo para el paciente.
4. Alto grado de satisfacción por parte del paciente.
5. Resultados positivos sobre la salud.

La calidad integra todos estos aspectos y obtiene como resultado la satisfacción del paciente y la eficiencia del centro sanitario.

La calidad en odontología se relaciona con dos aspectos fundamentales: lo que el paciente espera recibir cuando acude a la clínica dental y lo que recibe en el acto odontológico. En la medida en que estos dos factores se acerquen o coincidan, la calidad ofrecida a ese paciente será mayor.

La calidad no es necesariamente el uso de más tecnología, de mejor trato al paciente, de menor coste de los tratamientos, de rapidez o de capacidad técnica del profesional; es más bien el sumatorio de todos estos factores y de muchos más.

Actividad propuesta 4.5

Piensa y elabora un listado con los factores de calidad que más valoras de tu clínica dental, tanto de las características de sus instalaciones como de las características propias del acto odontológico. Comprueba si coinciden con las de tus compañeros.

La complejidad y la variabilidad de las definiciones sobre calidad en la atención médica son tan grandes que dan lugar a diferentes formulaciones. De entre todas ellas, las que más encajan con el modelo actual de una clínica dental son:

1. *Calidad de la asistencia al paciente:* referida al grado en que los servicios de asistencia sanitaria aumentan la probabilidad de lograr los resultados que se buscan en la salud de los pacientes y disminuyen la probabilidad de obtener efectos no deseados.
2. *Calidad en la atención:* la calidad de la atención ofrecida al paciente está relacionada con:

   a) El sistema de salud.
   b) La atención profesional y técnica.
   c) Las relaciones interpersonales entre el equipo profesional y el paciente.
   d) El coste de la atención.

4.5.2. Componentes de la calidad

Según Donabedian (1989), en el concepto de calidad de atención medica se diferencian tres componentes:

1. El componente técnico de la atención: expresa la aplicación de la ciencia y la tecnología de la odontología a un problema concreto de salud, de forma que suponga un beneficio a la salud del paciente y minimice sus riesgos.

2. El componente interpersonal: expresa las relaciones humanas que se establecen entre los profesionales de la salud, el resto del equipo y el paciente.
3. El componente ambiental: referido al entorno donde se desarrolla la atención odontológica, a las comodidades y facilidades de las que disfruta el paciente en el proceso de atención. Una consulta agradable o tiempos de espera cortos son algunos de los muchos factores que influyen en la calidad de la atención, ya que contribuyen a crear un clima de bienestar en el paciente, que percibe que el entorno técnico y personal que le rodea está enfocado a satisfacer sus necesidades.

Actualmente se emplean métodos que toman datos de procesos y de resultados, o de ambos simultáneamente. Es fundamental estudiar el flujo de procesos relacionados especialmente con las insatisfacciones de los pacientes o de los propios trabajadores, para detectar en qué momentos se dan actos repetitivos, obstáculos en el flujo, trámites o documentación innecesaria, y a partir de esa información, rediseñar el proceso.

Se requiere liderazgo, motivación, capacidad de comunicación, negociación y autocrítica para resolver conflictos y llegar a alcanzar las metas más altas en calidad médica.

4.6. Cumplimentación y tramitación de documentos

El soporte utilizado en la documentación, ya sea papel, informático, archivo de audio, radiografías o imágenes, debe garantizar que los documentos clínicos cumplan con las siguientes características (algunas de ellas se reflejan en la figura 4.7):

1. Persistencia, referida a la duración del documento a lo largo del tiempo.
2. Trazabilidad de cambios, es decir, la posibilidad de llevar a cabo un seguimiento que permita analizar la evolución del proceso.
3. Autenticidad, que significa que ese documento se considera verdadero y la información que contiene es cierta.
4. Integridad, porque es un documento que está intacto y entero.
5. Legibilidad, que es un elemento clave para la correcta comprensión del documento.

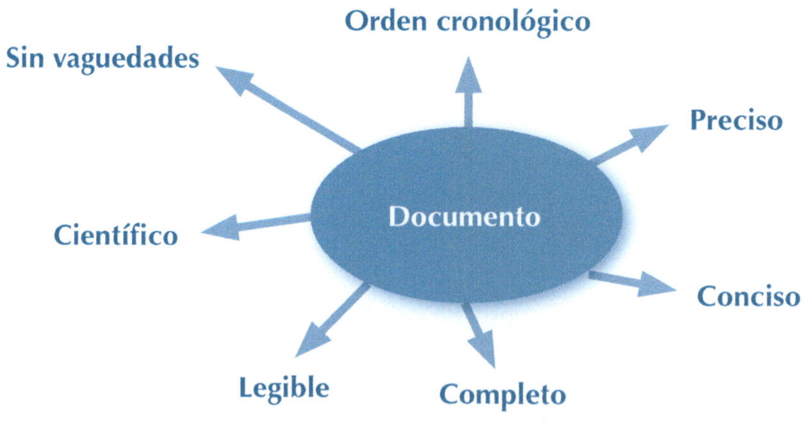

Figura 4.7
Características de un documento para considerarlo significativo y de calidad

Todos los registros deben cumplimentarse en bolígrafo azul o negro. La única anotación que debe aparecer en rojo son las referidas a las alergias del paciente.

No debe emplearse corrector líquido en los documentos oficiales. En el caso de que se comenta un error de transcripción o registro, debe tacharse con una línea que permita ver lo registrado y registrarlo de nuevo anotando "error".

4.7. Nueva ley de protección de datos en la clínica dental

El 25 de mayo de 2018 entró en vigor el nuevo reglamento sobre protección de datos en el ámbito europeo (LOPD 2018), que se aprobó en 2016. Se concedió un plazo de 2 años para ejecutarlo y para dar tiempo a que las empresas se pusieran al día.

El 4 de mayo de 2016 se publicó el Reglamento (UE) 2016/679 del Parlamento Europeo y del Consejo relativo a la protección de personas físicas en lo que respecta al tratamiento de datos personales y a la libre circulación de estos datos.

El Reglamento General de Protección de Datos (RGPD) pretende que todas las organizaciones que tratan datos de ciudadanos, en nuestro caso de pacientes, ya sean locales o internacionales, se atiendan con una única legislación en toda la Unión Europea, evitando así diferencias de criterios y regímenes sancionadores fragmentados y desiguales. Además, esta normativa se orienta a proteger y reforzar los derechos de los ciudadanos titulares de sus datos frente al tratamiento masivo de datos que realizan los responsables de los tratamientos.

El RGPD es de obligado cumplimiento para cualquier persona física o jurídica que trate datos personales, incluyendo por supuesto el sector odontoestomatológico. Con el RGPD, la protección de datos personales se convierte en algo más que un cumplimiento formal de obligaciones legales. Se exige implantar una verdadera cultura de la privacidad de cada organización, que no solamente proteja los datos personales sino que esté en todo momento preparado para limitar y disminuir los riesgos en el tratamiento de esos datos.

El nuevo RGPD cambia por completo el sistema de Protección de Datos que estaba implantado en nuestro país, ya que suprime la obligación de notificación a la Agencia Española de Protección de Datos (AEPD); es decir, se sustituye el actual sistema de comunicación de ficheros a la AEPD por el principio de responsabilidad proactiva. Este principio supone que los responsables de los datos, en nuestro caso las clínicas dentales, deben implementar medidas internas para salvaguardar los datos personales que les hayan sido facilitados. Esto se traduce en que las clínicas deben adoptar medidas internas para poder acreditar, en caso de una inspección, unas exigencias mínimas de protección de datos de carácter personal.

TOMA NOTA

Las sanciones se incrementan de forma considerable. Las multas administrativas pueden ir desde los 10 millones de euros, o el 2% como máximo del volumen de negocio total anual del ejercicio anterior, hasta los 20 millones de euros, o el 4% como máximo del volumen de negocio total anual del ejercicio anterior, dependiendo de la gravedad de la infracción.

El RGPD propone medidas adicionales o sustitutivas a las multas administrativas, tales como las advertencias (antes de producirse la infracción) y los apercibimientos (una vez producida la infracción).

4.7.1. Novedades que introduce el nuevo Reglamento General de Protección de Datos

Para facilitar la comprensión de las obligaciones del nuevo RGPD se van a dividir las modificaciones en tres grupos:

1. Información que se ha de facilitar a los pacientes.
2. Consentimiento expreso de los interesados y adecuación de los formularios.
3. El principio de responsabilidad proactiva.

A) Información que se ha de facilitar a los pacientes

El RGPD establece la información que se debe facilitar al interesado cuando se obtiene datos de carácter personal. Entre otras:

- ✓ Se debe facilitar la identidad y los datos de contacto del responsable, y en su caso de su representante. Por lo general, el responsable del tratamiento es la clínica dental, por lo que se deberá facilitar la información sobre su representante legal.
- ✓ Se debe facilitar el fin o los fines que tendrá el tratamiento de los datos personales y la base jurídica de dicho tratamiento.
- ✓ Los destinatarios de los datos personales en su caso.
- ✓ La intención del responsable de transferir datos personales a un tercer país.
- ✓ El plazo de conservación de los datos personales.
- ✓ El derecho de los interesados de solicitar al responsable el acceso a sus datos personales , su rectificación o supresión, la limitación de su tratamiento o la oposición al tratamiento. Asimismo, se debe informar sobre el derecho a la portabilidad de los datos.
- ✓ El derecho a presentar una reclamación ante una autoridad de control.
- ✓ Cuando la comunicación de datos personales es un requisito legal o contractual, informar al interesado de la obligación de facilitar los datos personales y de las posibles consecuencias de no facilitarlos.

PARA SABER MÁS

La lista Robinson es un servicio gratuito a disposición de los ciudadanos para evitar recibir publicidad no deseada de entidades o empresas a las que no se haya facilitado sus datos o sea cliente.

B) Consentimiento expreso de los interesados y adecuación de los formularios

El nuevo RGPD introduce las condiciones que ha de reunir el consentimiento de los interesados para que estos sean válidamente otorgados.

El consentimiento que se ha de obtener del interesado para que se proceda al tratamiento de los datos de carácter personal deberá ser expreso y será preciso indicar específicamente la finalidad que tendrá ese tratamiento. Por lo tanto, el consentimiento tácito dejará de tener validez. Este nuevo requisito tiene una serie de implicaciones prácticas importantes que implicará la modificación de los formularios informativos y para recabar el consentimiento:

- El responsable debe ser capaz de demostrar que el interesado consintió el tratamiento de los datos personales. Debe ser un consentimiento explícito, no cabe el consentimiento tácito, por inacción, casillas marcadas o en sentido negativo.
- Se deberá probar en todo momento que se informó adecuadamente y se obtuvo el consentimiento.
- Se deberá permitir la revocación inmediata y sin causa justificada del consentimiento.
- Se debe indicar que parte de los datos facilitados por los pacientes en las clínicas son relativos a su salud. Este tipo de datos están especialmente protegidos y constituyen una categoría especial de datos a efectos de su tratamiento.
- El RGPD actualiza la minoría de edad para consentir y ejercitar derechos en los 13 años.
- Tendrá que obtenerse nuevamente el consentimiento expreso de todos los datos que no se hayan obtenido de tal manera, aunque se hayan obtenido con anterioridad a la entrada en vigor del RGPD, es decir, antes del 25 de mayo de 2018.

C) *El principio de responsabilidad proactiva*

Las clínicas deben implicarse y ser parte activa en la implantación de un proyecto de seguridad en sus instalaciones, ya que tienen que demostrar en todo momento la debida diligencia en el cumplimiento del RGPD. Esta responsabilidad se traduce en:

- ✓ *Notificación de violaciones de seguridad*, tanto a la autoridad de control como al perjudicado. Se entiende por violación de seguridad "…la destrucción, pérdida o alteración accidental o ilícita de datos personales… o la comunicación o acceso no autorizados a dichos datos". En este caso, el responsable está obligado a notificarlo en menos de 72 horas desde que haya constancia de ella.
- ✓ *Registro de actividades*. Como novedad respecto a la antigua ley, desaparece la obligación de declarar ficheros ante el Registro de la Agencia Española de Protección de Datos debiendo elaborar un registro de actividades de tratamiento en los casos que se trate de datos de salud contenidos en historias clínicas. Este registro debe contener los datos de contacto del responsable y personas vinculadas al tratamiento, los fines del tratamiento, la descripción de las categorías de datos y los destinatarios de datos, mencionando expresamente el modo de actuación en caso de envío de información fuera de la Unión Europea, los plazos previstos para su conservación y posterior supresión, así como una descripción técnica de las medidas de seguridad aplicadas.
- ✓ *Análisis de datos y aplicación de medidas de seguridad* en un momento anterior al tratamiento de datos y durante la recogida, la conservación, la transmisión y la destrucción.
- ✓ *Evaluación del impacto* tras el análisis de riesgo, si existen procedimientos que entrañan un alto riesgo para los derechos y libertades de los interesados.

✓ *Designación del delegado de protección de datos*: será la persona encargada de velar por el cumplimiento del RGPD. Debe informar y asesorar a los responsables respecto de la normativa de protección de datos, así como las normativas aplicables a las clínicas dentales.

WWW

Recurso web

Te recomendamos la visita a la página web del Colegio Profesional de Higienistas Dentales de Madrid, donde encontrarás su código deontológico (conjunto de principios y reglas que han de mejorar y guiar la condición profesional).

Puedes acceder a través del código QR adjunto.

Resumen

- En este capítulo, el alumno obtiene una visión global del Sistema de Salud Español y de los dos niveles básicos de asistencia (la atención primaria y la atención especializada), de manera que es capaz de comprender la complejidad estructural y organizativa que requieren para ofrecer al ciudadano una asistencia sanitaria de calidad.
- Profundiza en los diferentes tipos de documentación necesaria para la completa atención asistencial del paciente. Se estudian documentos clínico-legales, como la historia clínica, y documentos menos destacados pero igualmente importantes para ofrecer una asistencia sanitaria integral al paciente como los justificantes de asistencia o los recordatorios de cita.
- Obtiene una visión muy actualizada del nuevo Reglamento General de Protección de Datos, en lo que refiere a la normativa aplicable a las clínicas dentales y a la referida a los derechos de los pacientes.

Ejercicios propuestos

1. Enumera cinco ventajas que haya supuesto la diferenciación entre la atención primaria y la atención especializada.
2. ¿Serías capaz de enunciar algún inconveniente en este modelo de sistema de salud? Razona tu respuesta.
3. Actualmente existe un modelo de receta electrónica. Investiga cuál es el significado de este concepto.
4. Realiza un listado de 5 prestaciones sanitarias correspondientes a atención primaria y 5 correspondientes a atención especializada que hayas vivido en primera persona o con algún pariente cercano.
5. Cada paciente que es atendido en un centro sanitario genera multitud de documentación relacionada con su historial. Razona qué tipo de documentación es y realiza un esquema de cómo podrías clasificarla.
6. Indica, de las siguientes afirmaciones, cuál es verdadera (V) o cuál falsa (F):

   a) La hoja de citación no es necesario conservarla una vez finalizada la consulta.
   b) El orden de atención a los pacientes por parte del personal médico se basa estrictamente en la hora de citación.
   c) En la hoja de citación únicamente figura información relativa a los datos del paciente, datos del servicio en que se le va a atender, fecha y hora.
   d) Cualquier dato relevante para la realización de la prueba o consulta debe figurar por escrito en la hoja de citación.

7. Define de forma esquemática el concepto de *historia clínica*.
8. ¿Qué profesionales sanitarios están legalmente capacitados para emitir una receta médica?

   a) Médicos.
   b) Enfermeros.
   c) Higienistas bucodentales.
   d) Veterinarios.
   e) Farmacéuticos.
   f) Psicólogos.

9. ¿Crees que la calidad que percibe un paciente en la actividad odontológica está directamente relacionada con el precio que paga? Razona tu respuesta.
10. El nuevo RGPD incluye un listado de conceptos básicos. Indica cuáles de los siguientes son verdaderos (V) y cuáles falsos (F):

    a) Datos personales.
    b) Datos relativos a la salud.
    c) Consentimiento del interesado.
    d) Violación de la seguridad de los derechos personales.

Lee y debate en clase

Temas para debatir:

- ¿Crees que un menor de edad de 16 años es capaz de tomar decisiones médicas con suficiente criterio?
- ¿Crees que los padres o representantes legales tienen derecho a opinar sobre las decisiones médicas del menor?
- ¿Qué soluciones se te ocurren para que los jóvenes puedan actuar libremente pero con/bajo la protección de sus mayores?

Lee el artículo titulado "El consentimiento informado del menor de edad en materia sanitaria" publicado en la revista *Bioética y Derecho*, 35 (accesible a partir del QR adjunto). A continuación, debate sobre los temas propuestos. Te adelantamos un fragmento:

> El consentimiento informado en la minoría de edad está regulado en la legislación relativa a la autonomía de la voluntad del paciente, la cual introduce la figura del menor maduro. Ahora bien, la norma ha suscitado diversas interpretaciones en torno a la prestación del consentimiento informado, lo que conlleva a plantearse la siguiente cuestión: ¿a quién le corresponde la toma de decisión? Para dar respuesta a esta pregunta, el artículo aborda el marco jurídico del consentimiento informado diferenciando dos situaciones con base en la legislación vigente. En primer lugar, la capacidad del niño para decidir en este área. En segundo lugar, la competencia de los representantes legales y en consecuencia, las pautas que deben seguir en su actuación.

ACTIVIDADES DE AUTOEVALUACIÓN

1. ¿Cuál de las siguientes afirmaciones es correcta?
   - ☐ *a)* El SNS ha evolucionado desde una estructura descentralizada a una centralizada donde las comunidades autónomas dependen del Estado.
   - ☐ *b)* La Constitución Española de 1878 regula el SNS.
   - ☐ *c)* La Ley General de Sanidad, la Ley de Cohesión y Calidad del SNS y la Constitución Española de 1978 regulan el SNS.
   - ☐ *d)* El SNS se mantiene sin cambios desde sus orígenes.

2. Indica cuál de las siguientes características corresponden al SNS:
   - ☐ *a)* Es público.
   - ☐ *b)* Es universal.
   - ☐ *c)* Es gratuito.
   - ☐ *d)* Todas las opciones anteriores son correctas.

3. La atención sanitaria se caracteriza por ser:
   - ☐ *a)* Integral, gratuita y científica.
   - ☐ *b)* Global y descentralizada.
   - ☐ *c)* Universal y estructurada.
   - ☐ *d)* Asistencial y de calidad.

4. Indica si los siguientes procesos pertenecen a la atención especializada:
   - ☐ *a)* Limpieza bucodental.
   - ☐ *b)* Endoscopia.
   - ☐ *c)* Ingreso hospitalario.
   - ☐ *d)* Las opciones *b)* y *c)* son correctas.

5. El paciente llega a atención especializada porque:
   - ☐ *a)* Lo remite su médico de familia.
   - ☐ *b)* Pide cita directamente en el centro de salud.
   - ☐ *c)* Ha sufrido una recaída de una enfermedad anterior.
   - ☐ *d)* Ninguna de las opciones anteriores es correcta.

6. La documentación sanitaria incluye:
   - ☐ *a)* Documentación clínica de uso en atención primaria y uso hospitalario.
   - ☐ *b)* Únicamente documentos relacionados con la salud del paciente.
   - ☐ *c)* Documentos clínicos y no clínicos.
   - ☐ *d)* Es solo la historia clínica.

7. La historia clínica del paciente es:
   - ☐ *a)* Un documento médico-legal que debe ser completo, ordenado y legible.
   - ☐ *b)* Un documento médico-legal que se entrega al paciente porque no puede conservarse en el hospital.
   - ☐ *c)* Un documento médico-legal que puede modificarse cuando sea necesario.
   - ☐ *d)* Un documento médico-legal que no puede estar en formato electrónico.

8. El nuevo RGPD obliga a:
   - ☐ *a)* Comunicar a la Agencia Española de Procección de datos las variaciones de los ficheros.
   - ☐ *b)* Que la propia clínica contrate un servicio para garantizar la implementación de medidas de protección de datos.
   - ☐ *c)* Que el director de la clínica dental sea el responsable de datos de carácter personal.
   - ☐ *d)* Ninguna de las opciones anteriores es correcta.

9. La calidad en la clínica dental se mide por:
   - ☐ *a)* Número de pacientes nuevos que se reciben en un año.
   - ☐ *b)* Número de nuevos tratamientos planteados en un año.
   - ☐ *c)* Satisfacción del paciente y eficiencia de la clínica.
   - ☐ *d)* Aumento de ingresos en un año.

10. Con respecto a la receta médica:
    - ☐ *a)* Es un documento médico-legal.
    - ☐ *b)* Es válida en los 10 días naturales a partir de la fecha de prescripción.
    - ☐ *c)* Debe incluir todos los datos de filiación del paciente.
    - ☐ *d)* Todas las opciones anteriores son correctas.

SOLUCIONES:

1.	a	b	**c**	d	**5.**	**a**	b	c	d					
2.	a	b	c	**d**	**6.**	a	b	**c**	d	**9.**	a	b	**c**	d
3.	a	**b**	c	d	**7.**	**a**	b	c	d	**10.**	a	**b**	c	d
4.	a	b	c	**d**	**8.**	a	b	c	**d**					

5

Preparación y puesta en marcha de los equipos

Objetivos

- ✓ Conocer los elementos integrantes de la unidad dental y sus principales características.
- ✓ Entender la importancia de los procesos de limpieza, desinfección y esterilización en la clínica dental.
- ✓ Organizar un plan de reposición de instrumental para garantizar el correcto funcionamiento del gabinete dental.
- ✓ Establecer las diferentes técnicas de mantenimiento de equipos con el fin de asegurar el mínimo número de averías posibles.
- ✓ Conocer la aplicación de la Ley de Prevención de Riesgos Laborales en el manejo de los equipos dentales.

Mapa conceptual

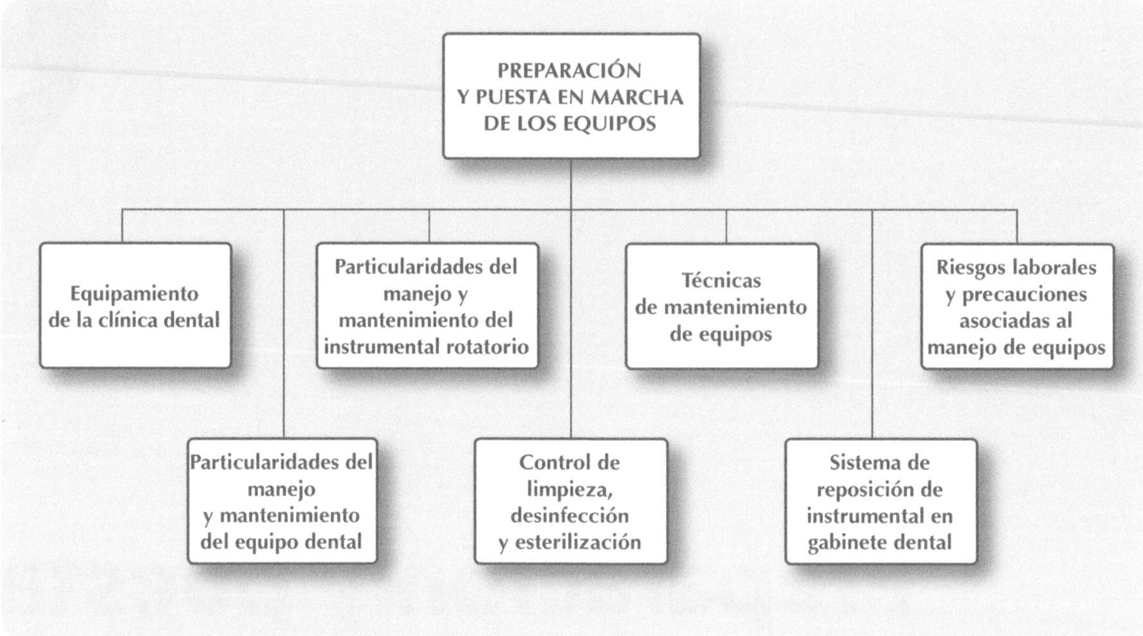

Glosario

Aspiración. Originar una corriente de un fluido mediante producción de baja presión.

Enfermedad infectocontagiosa. Enfermedad de fácil y rápida transmisión provocada por agentes patógenos.

Ergonomía. Estudio de la adaptación de las máquinas, muebles y utensilios a las personas que los emplean habitualmente, para lograr una mayor comodidad y eficacia.

Filtro. Aparato dispuesto para depurar el fluido que lo atraviesa.

Polimerización. Reacción en la que dos o más moléculas se combinan para formar otra en la que se repiten unidades estructurales de las moléculas originales.

Prevención. Preparación y disposición que se hace anticipadamente para evitar un riesgo o ejecutar algo.

Reposición. Reemplazamiento de lo que falta. Volver a colocar algo en el lugar en el que estaba antes.

5.1. Equipamiento de la clínica dental

La clínica dental tiene la particularidad de necesitar una serie de equipos e instalaciones que posibilitan el desarrollo de las funciones y actividades propias de la odontología. Esos equipos están específicamente desarrollados para esta especialidad, lo que diferencia una clínica dental de cualquier otro centro sanitario.

5.1.1. Equipo o unidad dental

El equipo o unidad dental se compone de sillón dental, aspirador y escupidera, entre otros elementos, como se muestra en la figura 5.1. A continuación se explican estos elementos:

UNIDAD DENTAL

- Sillón dental
  - Base
  - Sillón
  - Lámpara
  - Unidad
  - Portainstrumentos
- Aspirador
- Escupidera
- Otros

Figura 5.1
Partes del equipo o unidad dental

A) Sillón dental

A lo largo de la historia, el diseño del sillón dental ha ido evolucionando. Cada cambio que se introducía en su diseño buscaba dos fines: aumentar la comodidad del paciente y facilitar el trabajo del profesional. Revisemos los modelos históricos:

- En 1770, Josiah Flagg crea el primer sillón dental adaptando un reposacabezas y unos apoyabrazos a una silla convencional.
- En 1832, James Smell crea un sillón abatible y en 1847 se crea un sillón con reposacabezas portátil, que facilita el trabajo de los dentistas ambulantes.
- En 1850 se le añade el reposapiés, buscando que la posición del paciente fuera más cómoda.
- En 1871 se crea un sillón que puede subir y bajar, y en 1875 la compañía Bufalo Dental Ma. Co. crea un sillón abatible que permite adoptar la posición horizontal del paciente, lo cual mejora mucho la práctica y la calidad del trabajo del dentista.

- En 1877 se inventa un sillón hidráulico que sube y baja accionando un pedal.
- En 1940 aparece el primer sillón con aire a presión, que posee un dispositivo para extraer la saliva del paciente y otro para hacer radiografías.
- En 1950 el arquitecto suizo Le Corbusier crea el modelo de los sillones dentales anatómicos.

El diseño ergonómico del sillón dental favorece el trabajo del odontólogo/estomatólogo y del personal auxiliar e higienistas. Debe ofrecer confort y accesibilidad al paciente y responder a las necesidades técnicas del profesional.

Actualmente, poseen reguladores de posición del respaldo y de altura que se controlan, o bien mediante el pedal que se acciona con el pie, o bien mediante control manual.

Están equipados con un cabezal regulable y dos apoyabrazos abatibles (figura 5.3).

El revestimiento debe ser de material vinílico, liso, sin rugosidades, que permita una fácil limpieza y desinfección.

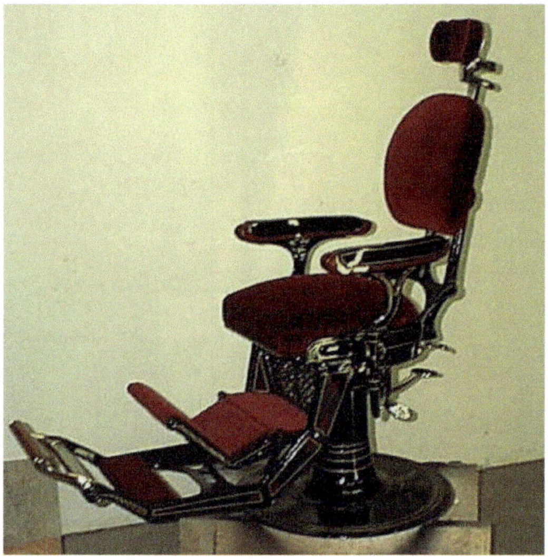

Figura 5.2
Modelo antiguo del sillón dental

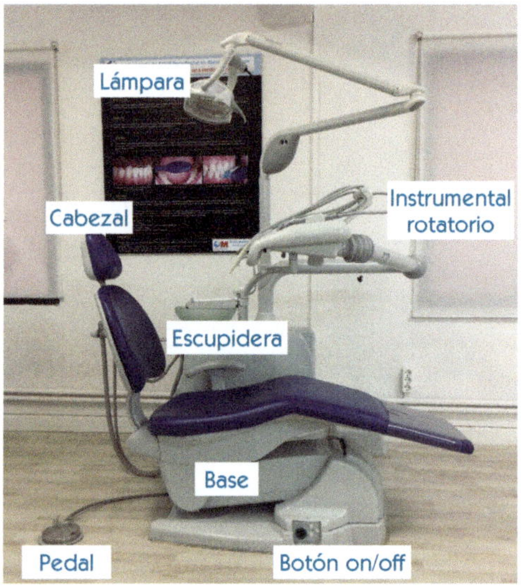

Figura 5.3
Sillón dental actual y sus componentes

El sillón dental se compone de:

1. *Base*. Es la parte inferior del sillón. Se encuentra fija al suelo y en ella suele encontrarse el botón de *on/off* del equipo con una luz indicadora, con variaciones según el modelo y el fabricante. En la parte interior de la base se encuentran las conexiones eléctricas y de aire comprimido que permiten que el equipo funcione con sus características concretas. La particularidad de que el sillón requiera electricidad y aire comprimido para su funcionamiento convierten la instalación de estos equipos en algo complejo y de elevado coste.
2. *Sillón propiamente dicho*. Es el asiento donde se coloca el paciente. Debe ser acolchado y anatómico, de forma que se adapte a la forma del paciente para proporcionar comodidad y seguridad. Pueden llegar a soportar un peso de 140 kg. Posee un cabezal regulable en posición y altura, dos apoyabrazos abatibles y reposapiés. El respaldo del sillón se

caracteriza por ser abatible, permitiendo movimientos hacia delante y hacia atrás. Estos movimientos del respaldo, junto a la capacidad de regular la altura del sillón, permiten al profesional adoptar posturas ergonómicas que facilitan su trabajo.

3. *Lámpara de iluminación intraoral* (figura 5.4). Se caracteriza por ser articulada para que el profesional o el personal auxiliar pueda manejarla con facilidad. Su luz se limita a la cavidad oral, formando una ventana lumínica de 20 cm × 10 cm que aumenta la visión del campo de trabajo. Algunos modelos permiten regular la intensidad de luz. La luz es blanca o azulada. La lámpara está formada por:

   a) Asa de la lámpara.
   b) Botón interruptor.
   c) Brazo flexible articulado.
   d) Pantalla.
   e) Bombilla LED, en la mayoría de los equipos actuales.

   Suelen ir articuladas al brazo del sillón dental, pero existen modelos en los que está anclada en la pared o el techo, o son estructuras independientes.

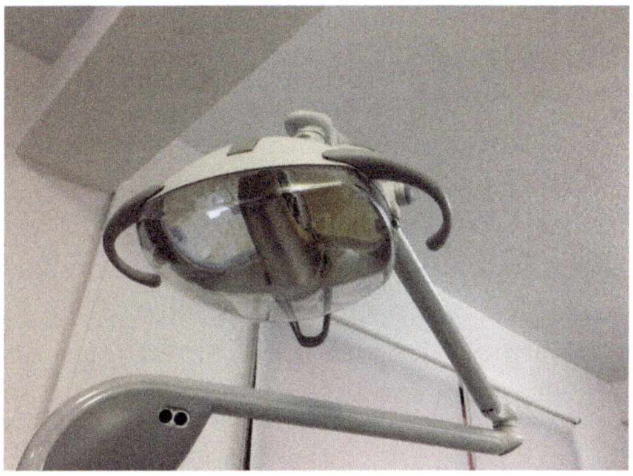

Figura 5.4
Lámpara de iluminación intraoral

4. *Unidad portainstrumentos.* También llamada *bandeja del instrumental rotatorio.* Es la zona de la unidad dental donde se colocan las mangueras del instrumental rotatorio (turbina, pieza de mano y contrángulo) y en algunos equipos el ultrasonidos. También recoge la jeringa de triple función.

   Dependiendo del modelo del equipo pude ser:

   a) *En colibrí:* la bandeja se encuentra articulada con el brazo del equipo, de forma que las mangueras quedan suspendidas en el aire.
   b) *En carrito:* la bandeja se encuentra incorporada a un carrito desplazable mediante ruedas, para colocarlo en el lugar donde el profesional desee.

   En ambos casos, en la parte frontal de la bandeja, se encuentra el panel de mandos, que controla las posiciones del equipo, el agua de la escupidera, la intensidad de los ultrasonidos, el flujo de agua del instrumental rotatorio, *on/off.* Todos estos parámetros pueden controlarse igualmente desde el pedal.

En el modelo colibrí, existe una bandeja auxiliar que sale por debajo de la bandeja del instrumental rotatorio que sirve para colocar la bolsa del kit básico de exploración y el resto de instrumental y facilitar así al profesional que tenga todo el material e instrumental accesible. En ningún caso debe entrar en contacto con el paciente, es decir, esta bandeja no puede rozarle.

En el modelo carrito, la bandeja para el instrumental y el material se encuentra en la parte superior.

B) Aspirador

Es un sistema de aspiración-succión que permite eliminar las secreciones orales (saliva, sangre…), el resto de los materiales y el agua que se emplea durante la irrigación en los procedimientos odontológicos que requieren el uso de instrumental rotatorio. Para su funcionamiento se emplean cánulas desechables y eyectores, que impiden el daño de las estructuras de la cavidad oral.

C) Escupidera

Como se ve en la figura 5.5, es una pequeña pila donde el paciente puede enjuagarse con un vaso de agua durante el procedimiento odontológico. Puede estar fabricado en diferentes materiales: cristal, vidrio, metal, porcelana, resina. Debe tener toma de agua propia para rellenar el vaso de agua del paciente y para proceder a su autolimpieza después de cada uso. Posee un filtro para evitar obstrucciones.

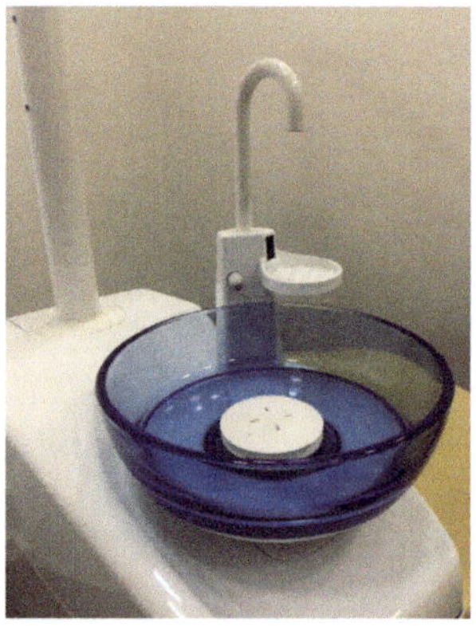

Figura 5.5
Escupidera

D) Otros

Existen dispositivos auxiliares que forman parte del sillón y facilitan el trabajo del profesional. Entre ellos destacan las cámaras intraorales, que ofrecen al paciente la posibilidad de visualizar en tiempo real y con mucho detalle su propia cavidad oral a la vez que el doctor realiza el diagnóstico. Constan de una pieza de mano con una luz incorporada y un conjunto de lentes. Mediante un cable o de forma inalámbrica, se conecta al monitor para proyectar la imagen.

Actividad propuesta 5.1

Imprime un esquema de una unidad dental y señala cada una de las partes que se explican en este capítulo.

5.1.2. Taburetes odontológicos

Son imprescindibles en el gabinete odontológico. Debe haber por lo menos dos, uno para el doctor o higienista y otro para el auxiliar. Ambos taburetes (figura 5.6) se diferencian en algunas características:

1. *Taburete del profesional médico y del higienista.* Debe tener diseño anatómico para proporcionar un soporte óptimo y gran comodidad. La banqueta puede ser redondeada o bien tener forma de V en la parte anterior. Posee un sistema de desplazamiento eficaz, que permite al operador realizar movimientos suaves sin necesidad de levantarse. Debe ser regulable en altura para que se pueda ajustar a cualquier operador, el cual trabajará sentado con ambos pies apoyados en el suelo. El respaldo, también ajustable, presenta un apoyo en la zona lumbar.
2. *Taburete del personal auxiliar.* Es muy similar al descrito anteriormente, salvo con la diferencia de que cuenta con reposapiés, que permite al asistente trabajar sentado, a una altura unos 8-10 cm por encima del operador.

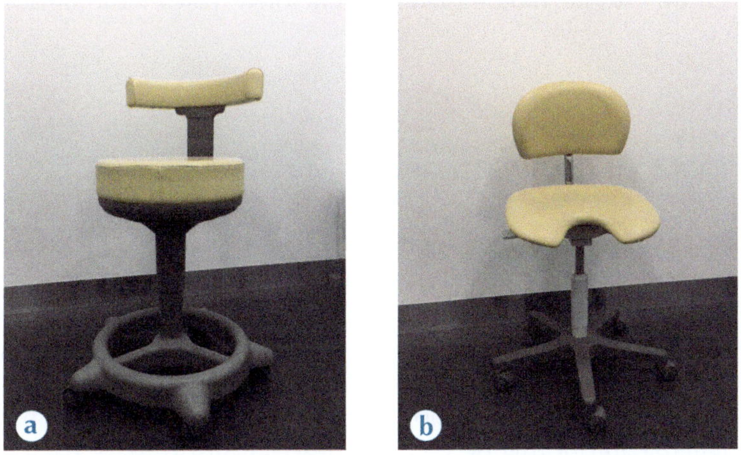

Figura 5.6
Taburete auxiliar (a) y taburete profesional (b)

5.1.3. Mobiliario clínico

El gabinete dental, sea cual sea su estructura, debe estar equipado con mobiliario específicamente diseñado para satisfacer las necesidades propias de la actividad odontológica.

Con un diseño agradable, debe permitir mantener ordenado el gabinete y tener capacidad de almacenaje para los diferentes instrumentales y materiales que se emplean en la práctica diaria.

Debe cumplir los siguientes requisitos:

1. Fácil limpieza con los desinfectantes y productos de limpieza básicos.
2. Diseño sencillo que evite el acúmulo de suciedad.
3. Poseer módulos de armarios y cajones de diferentes medidas para facilitar el almacenaje de los diferentes materiales.

5.1.4. Equipo de radiología intraoral

La radiología intraoral consiste en la colocación, dentro de la boca del paciente, de placas radiológicas que se impresionan desde el exterior con un aparato de rayos X. Actualmente la tendencia es sustituir las placas radiológicas por sistemas de imagen digital.

El aparato de rayos X consta de:

- ✓ Cabezal, donde se encuentra el generador de rayos X y el colimador de haz.
- ✓ Brazo articulado, que sujeta al cabezal. Gracias a su movimiento permite posicionar el cabezal en la posición correcta para realizar la placa.
- ✓ Panel de control con el regulador de kilovoltaje, miliamperaje y tiempo de exposición. Suelen existir medidas preestablecidas según la pieza dentaria.
- ✓ Disparador: provoca la descarga de rayos X. El botón se mantiene pulsado durante un determinado tiempo, que suele indicarse mediante una señal acústica (pitido).
- ✓ Soporte mural de pared, de techo, móvil o de suelo, que sostiene el equipo.

Sirve para realizar radiografías intraorales (periapicales, aletas de mordida, oclusales). Se puede emplear en un estudio radiológico convencional (placa radiológica) o digital (captador o sensor digital).

5.1.5. Lámpara de polimerización

Empleada para fotopolimerizar materiales dentales como las resinas. La luz ultravioleta que emite actúa sobre los materiales y endurece el material en un tiempo muy breve. Actualmente las más usadas son las lámparas de polimerizar LED, que se caracterizan por emitir un haz de luz azul.

Se debe evitar mirar directamente la luz con los ojos, porque puede producir lesiones oculares.

Existen modelos, con cables o sin ellos, que funcionan con batería. En este último caso hay que tener en cuenta la autonomía de esta, que sea fácil sustituirla y barata de precio. La parte activa es desmontable para facilitar su esterilización.

5.1.6. Ultrasonidos

Es un aparato que emplea las ondas del sonido de alta frecuencia para eliminar la placa y el sarro adherido a los dientes. La energía eléctrica se transforma en vibraciones que se transmiten al extremo del aparato, donde se localiza una punta curva enroscada en un mango mediante una llave. Esta punta vibra y, al tocar los depósitos de sarro con ella, los rompe y favorece su eliminación.

Esta técnica presenta las siguientes ventajas:

- Es un proceso indoloro y rápido, excepto para pacientes con hipersensibilidad dentaria.
- Es útil en pacientes con bolsas profundas en las encías, ya que la punta puede llegar al fondo de la bolsa.
- Facilita el acceso a grietas y zonas de difícil alcance.
- Elimina manchas extrínsecas del esmalte dentario.

Y las siguientes desventajas:

- Su uso está desaconsejado en pacientes con marcapasos, ya que a vibraciones de los ultrasonidos pueden afectar al correcto funcionamiento del dispositivo.
- Desaconsejado su uso también en pacientes con alto grado de hipersensibilidad dentaria.

Hay que advertir al paciente que la limpieza con ultrasonidos no sustituye en ningún caso al cepillado dental. Esta es la técnica más efectiva para mantener una correcta salud bucodental.

5.1.7. Instrumental rotatorio

Es aquel instrumental que, unido a la unidad dental a través de mangueras de aire comprimido, es activado para realizar movimientos rotatorios a diferentes velocidades con el fin de accionar una fresa situada en su extremo (figura 5.7).

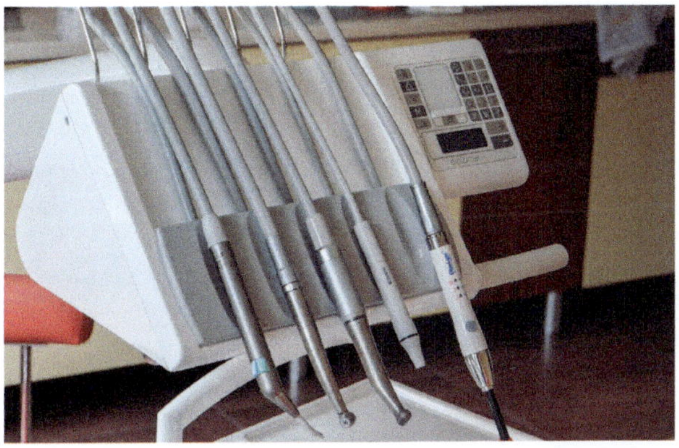

Figura 5.7
Instrumental rotatorio

Según la velocidad que alcanzan, se clasifican en:

1. *Pieza de mano:* alcanza bajas velocidades.
2. *Contrángulo:* alcanza velocidades medias.
3. *Turbina:* alcanza altas velocidades (100.000-500.000 rpm).

La pieza de mano y el contrángulo se unen al equipo a través del micromotor, que es también un instrumental rotatorio de baja velocidad (40.000 rpm).

1. Las características de la turbina son:

   a) Es un instrumental rotatorio de alta velocidad, que alcanza 100.000-500.000 rpm.
   b) Permite eliminar los tejidos duros del diente, como el esmalte, al realizar una obturación.
   c) Tiene una forma ligeramente angulada para facilitar el acceso al diente.

d) Consta de cabeza y cuerpo. En la cabeza se coloca la fresa y el sistema de salida de agua, que irriga la fresa para disminuir el calor generado y evitar el daño de los tejidos vivos del diente.

2. Las características del micromotor son:

a) Instrumental rotatorio de baja velocidad que alcanza unas 40.000 rpm.
b) Permite eliminar tejidos semiduros del diente.
c) Va unido directamente a las mangueras de la unidad dental mediante un terminal.
d) Posee controlador de velocidad y del sentido de rotación.
e) Sobre él se colocan dos tipos de instrumentos:

➢ *Contrángulo*. Presenta un ángulo característico que le da el nombre y facilita su uso en el interior de la boca. Se emplea para retirar la dentina o realizar pulidos dentarios. Está formado por cabeza y mango. En la cabeza se coloca la fresa, que suele ser de acero o de carburo de tungsteno. En la cabeza también se sitúa la salida de agua para irrigar la fresa mientras el instrumental está funcionando para reducir la generación de calor.
➢ *Pieza de mano*. Es recta, por lo que su uso en boca es limitado. Fundamentalmente se emplea para retocar prótesis. Está formada por una cabeza donde se adaptan las fresas, que son rectas, fabricadas en acero o carburo de tungsteno, y el cuerpo, de superficie rugosa para facilitar la prehensión.

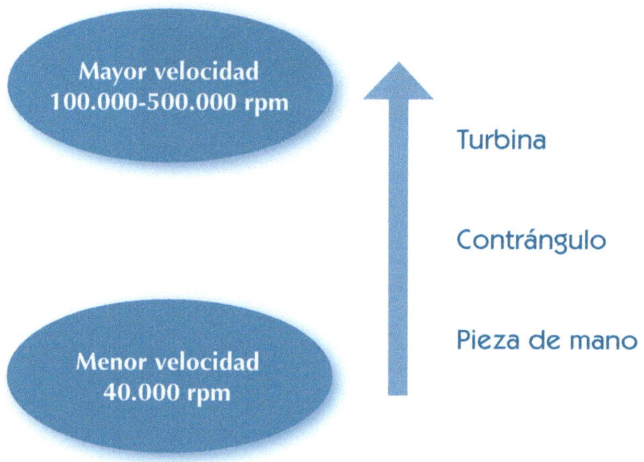

Figura 5.8
Velocidades del instrumental rotatorio

RECUERDA

✓ El carburo de tungsteno es un componente químico inorgánico, formado a partes iguales por átomos de carbono y de tungsteno. Es un fino polvo gris que se prensa para crear herramientas, maquinaria e incluso joyas.

Es uno de los elementos más duros que existen, casi tanto como el diamante, lo que lo convierte en uno de los materiales de primera elección para usos industriales.

5.1.8. Compresor

Es la parte del equipamiento de la clínica más característica, ya que aporta el aire comprimido que pondrá en marcha el instrumental del equipo dental, junto con el agua y la energía eléctrica. Requieren aire comprimido para su funcionamiento los eyectores, el instrumental rotatorio y la jeringa de triple función.

Es necesario recordar que cada compresor proporciona un volumen y una presión concreta, dato que se debe tener en cuenta en el momento de comprarlo, en función de los equipos conectados al compresor y el número de horas de trabajo en cada gabinete.

Es un elemento que genera un alto nivel de ruido, por lo que se debe encontrar en una zona de la clínica lo más alejada posible de los gabinetes, para minimizar los riesgos derivados de la contaminación acústica.

INTERESANTE

En España se calcula que más de 1.600.000 trabajadores de la industria están expuestos a niveles de ruido laboral perjudiciales para su salud.

Dentro del ámbito de la salud, los profesionales más expuestos son los odonto estomatólogos, los cirujanos maxilofaciales, los otorrinolaringólogos, los traumatólogos, y su personal auxiliar y de apoyo.

5.2. Particularidades en el manejo y mantenimiento del equipo dental

En este apartado se procede a describir la sistemática que debe seguir el personal encargado de la puesta en marcha y apagado del equipo dental, teniendo en cuenta las particularidades propias del funcionamiento de cada gabinete.

5.2.1. Puesta en marcha del equipo

Para poner en marcha el equipo se han de seguir los siguientes pasos:

1. Encender el compresor. Una vez que llegue al nivel de presión se procede a encender el sillón dental.
2. Colocar el sillón dental unos centímetros por encima de su posición más baja.
3. Comprobar el funcionamiento de la lámpara.
4. Accionar el eyector de aire y comprobar si la succión es constante (con medio vaso de agua).
5. Dejar correr el agua en la escupidera durante tres minutos.
6. Accionar la jeringa de triple función para comprobar su función de espray. Para ello se debe pulsar el botón de agua y el botón de agua a la vez.

7. Comprobar el funcionamiento del pedal y sus diferentes funciones.
8. Comprobar el funcionamiento de la turbina y del instrumental rotatorio.

5.2.2. Apagado del equipo

Una vez finalizada la jornada de trabajo:

1. Limpiar el filtro de la taza de la escupidera.
2. Quitar el filtro de la boquilla del aspirador y realizar el retorno de la aspiración sin el filtro.
3. Limpiar el filtro de la boquilla del aspirador.
4. Limpiar el filtro de las cánulas de aspiración.
5. Aspirar el líquido de limpieza y desinfección.
6. Purgar el compresor.
7. Cerrar las llaves de agua y aire del equipo.
8. En función de la cantidad de trabajo y de sangre aspirada por el equipo, se debe valorar realizar la limpieza del tanque separador de aspiración que se encuentra en el interior de la escupidera semanalmente, diariamente o entre paciente y paciente.
9. Apagar el interruptor para cortar la energía eléctrica del equipo.
10. Apagar el compresor.
11. Elevar el sillón hasta la altura máxima con el fin de favorecer el desagüe de los conductos.

5.3. Particularidades en el manejo y mantenimiento del instrumental rotatorio

Aunque a continuación se van a describir las pautas básicas para el mantenimiento del instrumental rotatorio, es fundamental advertir que es imprescindible seguir las indicaciones del fabricante, ya que cada marca y modelo puede requerir un mantenimiento diferente.

El mantenimiento básico, común para la mayor parte de los modelos de instrumental rotatorio, es el siguiente:

1. *Limpieza*. Se debe hacer de manera regular, preferentemente después de cada uso, aún sin esterilizar. Se recomienda dos veces al día, antes de cada esterilización y después de un tiempo largo sin usarlos.

   - Enjuagar el instrumental rotatorio con abundante agua fría o tibia, para poder quitar los restos de residuos.
   - Emplear cepillos de cerdas blandas para no dañar el instrumental.
   - No emplear agua caliente, ya que puede provocar la coagulación de restos de sangre en el interior del instrumental y bloquear los rodamientos y la pinza.
   - No emplear productos químicos o abrasivos que dañarían la superficie externa de los instrumentos, lo que provocaría deterioro de su aspecto externo y la alteración de la capa de lubricación.

- No sumergir los instrumentos en líquidos desinfectantes, ya que corroen las partes mecánicas en poco tiempo.
- No emplear toallitas desinfectantes o alcohol para la limpieza externa, ya que corroen los rodamientos y destruye los materiales.

2. *Lubricación*. Se emplea lubricante para el mantenimiento del instrumental, preferiblemente aceites en aerosol de muy buena calidad, 100% sintéticos, que alargan la vida útil del instrumento. Si se ha utilizado el contrángulo para la realización de una limpieza bucodental con pasta de pulido, se debe lubricar inmediatamente ya que las partículas que las componen tienen alto poder abrasivo y pueden penetrar en los mecanismos de la cabeza del contrángulo y provocar un desgaste mecánico precoz.

5.4. Control de la limpieza, desinfección y esterilización

5.4.1. Definición de conceptos

A continuación procederemos a definir estos tres importantes conceptos: limpieza, desinfección y esterilización.

1. *Limpieza:* es la eliminación mecánica de toda la materia (saliva, sangre y restos orgánicos) de las superficies de objetos inanimados, de manera que disminuye la carga microbiana de arrastre, pero no destruye los microorganismos. La materia orgánica e inorgánica presente en el instrumental interfiere en los métodos de desinfección y esterilización.
2. *Desinfección:* proceso que pretende la eliminación de microorganismos patógenos, pero no incluye todas las formas de vida bacteriana, como es el caso de las esporas.
3. *Esterilización:* proceso mediante el cual se eliminan todos los tipos de microorganismos de los objetos inanimados, incluyendo las esporas bacterianas.

La finalidad de estos tres procesos es reducir el riesgo de transmisión de enfermedades infecto-contagiosas de fuentes conocidas o no, al paciente, al doctor o al personal auxiliar, por contacto directo o indirecto a través de instrumental o material contaminado.

5.4.2. Protocolo de limpieza de los elementos que no están en contacto con mucosas del paciente

Es preciso seguir un protocolo de actuación de limpieza y desinfección con los equipos del gabinete que no requieren esterilización, puesto que no están en contacto con las mucosas del paciente.

1. Hay que tener en cuenta para la limpieza y desinfección del sillón lo siguiente:

   - Debe limpiarse con agua caliente y detergente una vez al día, si es posible al acabar la jornada o en el momento en el que se mancha con fluidos corporales.

- Se desinfecta con desinfectante de superficie y se recomienda hacerlo entre paciente y paciente. Son muy útiles las toallitas desinfectantes desechables.

2. Para la limpieza y desinfección de la escupidera se debe tener en cuenta:

   - Se limpia con agua y detergente después de cada paciente. Es recomendable usar toallas o servilletas de papel desechable (nunca usar una bayeta húmeda, ya que sería un reservorio para los microorganismos). Se deja correr el agua por la escupidera para enjuagarla. Es muy importante eliminar los residuos que se acumulan en el filtro.
   - Se desinfecta con lejía al 1% una vez al día o cada vez que queden residuos orgánicos.

3. La limpieza y desinfección de la lámpara debe tener en cuenta lo siguiente:

   - Se limpia con papel y líquido desinfectante. Es conveniente prestar especial atención a las asas de la lámpara, que frecuentemente se tocan con los guantes mientras se está realizando un procedimiento odontológico, por lo que las asas pueden ser una fuente potencial de contagio.
   - Se limpia con desinfectantes de superficie (toallitas desinfectantes desechables), entre paciente y paciente, al mismo tiempo que el sillón.

4. La limpieza y desinfección de otros elementos del gabinete debe seguir estas normas:

   - Teclado del ordenador: limpiar con desinfectante de superficie a diario, poniendo especial cuidado en no teclear con los guantes puestos.
   - Encimera: se limpia con agua y detergente, se aclara y se seca. Se desinfecta con lejía al 1% después de cada uso.

WWW

Recurso web

Te recomendamos la visita a la página web de la Guía de Seguridad Microbiológica en Odontología elaborada por el Consejo de Dentistas de España. Es una valiosa herramienta para todos aquellos profesionales que trabajen en la clínica dental.

Puedes acceder a través de este código QR.

5.4.3. Protocolo de limpieza, desinfección y esterilización del instrumental

El instrumental contaminado tiene que procesarse cuidadosamente para evitar accidentes (cortes, pinchazos, salpicaduras). Hay que tener en cuenta que para el procesamiento se debe llevar la indumentaria adecuada, mascarilla, guantes y gafas.

Se deben seguir los pasos que se describen a continuación:

1. Enjuagar el instrumental. La mayor parte de la suciedad se puede eliminar enjuagándolos con agua para arrastrar la materia orgánica. El prelavado inmediato evita que la sangre, la saliva u otros se sequen, lo que dificultaría el lavado posterior. Es importante separar los elementos punzocortantes para evitar accidentes y depositarlos en el contenedor correspondiente. Se deben abrir las piezas que constituyen el instrumento para garantizar la limpieza completa. Los restos de biocarga se limpian con un cepillo de cerdas duras, especialmente la zona de articulaciones, ranuras y cremalleras, que por su forma tiene mayor facilidad para acumular restos, teniendo cuidado que hay que evitar salpicaduras y aerosoles. Se debe comprobar que están correctamente limpios. Ningún instrumental con restos de sangre debe ser introducido en el autoclave, ya que no se podría garantizar la esterilización.
2. Sumergir el instrumental en la cubeta de desinfección. Se coloca el material en un recipiente resistente y en remojo con un detergente desinfectante o limpiador enzimático. Se puede emplear un producto químico esterilizante o un desinfectante de alto nivel. El desinfectante más frecuente empleado en clínica dental es el glutaraldehído al 2%. También pueden emplearse otros desinfectantes como ácido peracético, peróxido de hidrógeno estabilizado, hipoclorito sódico en solución acuosa, compuestos fenólicos y compuestos de amonio cuaternario, que poseen diferentes niveles de desinfección.

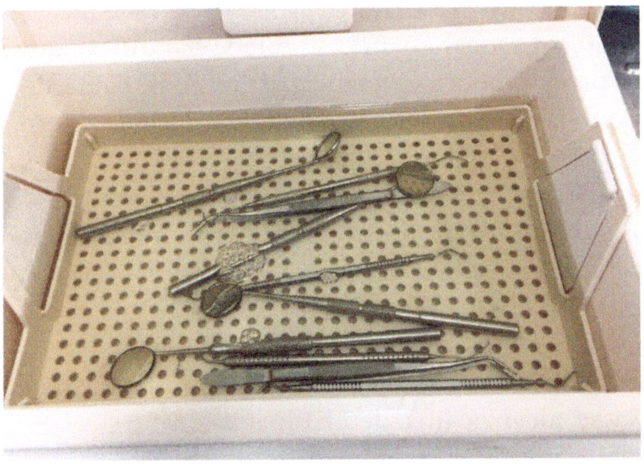

Figura 5.9
Instrumental en cubeta con glutaraldehído

3. Enjuagar con agua.
4. Secar el instrumental inmediatamente con un paño o con aire comprimido con filtro bacteriano.
5 Colocar el instrumental por grupos y embolsar. El envoltorio debe ser seleccionado de acuerdo al método de esterilización y al artículo. Debe permitir la entrada del agente esterilizante y ser barrera bacteriológica para evitar su recontaminación. No debe ser tóxico y debe ser resistente a la rotura y la humedad, e impermeable a los líquidos.
6. La esterilización se lleva a cabo mediante calor húmedo en un autoclave (existen otros métodos de esterilización pero el autoclave es el de primera elección en odontología).

Los autoclaves funcionan con vapor de agua saturado a presión. Este método elimina los microorganismos por desnaturalización de sus proteínas, y requiere temperaturas y tiempos de exposición menores que otros métodos de esterilización (figura 5.10).

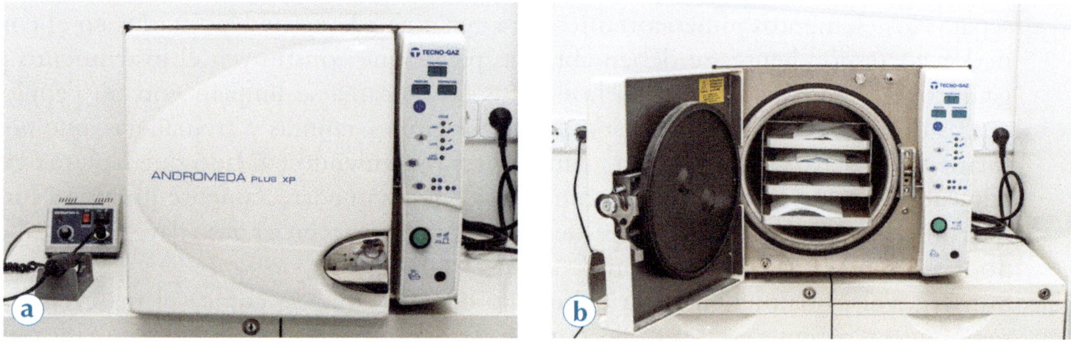

Figura 5.10
Aspecto exterior (a) e interior (b) de un autoclave

5.4.4. Control de calidad del proceso de esterilización

Es imprescindible llevar a cabo un control del proceso de esterilización, registrando una serie de parámetros. Un producto es estéril cuando se puede garantizar que todas las etapas del proceso han sido realizadas correctamente y verificadas después. Para ello, se emplean indicadores, que permiten certificar que la esterilización ha sido correcta. Existen 3 tipos de indicadores:

1. *Indicadores físicos*. Incorporados al propio aparato, permiten comprobar que el equipo ha alcanzado los parámetros de presión, temperatura y tiempo exigidos para el correcto funcionamiento del proceso. Se calibran periódicamente. Aunque son muy útiles, se requiere el empleo de otros indicadores para garantizar la esterilización.
2. *Indicadores químicos*. Su funcionamiento se basa en el empleo de diferentes sustancias químicas, que cambian de color cuando se alcanza una determinada temperatura, tiempo de exposición, presión o grado de humedad. Su uso es recomendable pero no garantiza el proceso de esterilización.

Según su función se clasifican en:

1. *Indicadores químicos de proceso*: se utilizan para distinguir los elementos procesados de los no procesados. Figuran en el exterior del envoltorio, como son por ejemplo las cintas adhesivas y de viraje colorimétrico de las bolsas de empaquetado.
2. *Indicadores químicos internos:* se colocan en el interior de cada paquete para comprobar las condiciones del proceso de esterilización dentro de cada paquete.

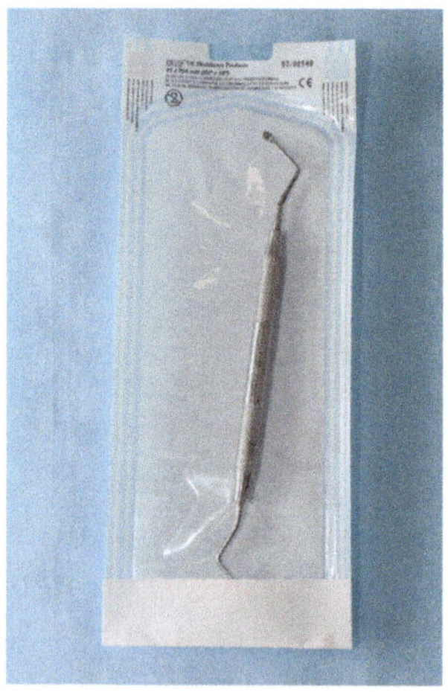

Figura 5.11
Bolsa para esterilización

3. *Indicadores químicos de funcionamiento*: se emplean para verificar pruebas específicas de funcionamiento de los esterilizadores. El más conocido es el test de Bowie-Dick, que evalúa la eficacia del sistema de vacío del autoclave. Es recomendable su uso y debe realizarse en el primer ciclo del día y con la cámara vacía.
4. *Indicadores biológicos*: es el único indicador que nos permite asegurar el proceso de esterilización. Las estufas de esporas (figura 5.12) confirman la presencia o ausencia de microorganismos viables después del proceso de esterilización. Su funcionamiento se basa en el empleo de microorganismos prueba:

- *Bacillus stearothermophillus*, como indicador de procesos de esterilización por vapor saturado a presión.
- *Bacillis subtilis* (variedad *niger*) para los procesos de esterilización por calor seco.

Estos controles se deben realizar una vez al día y cada vez que se manipule el autoclave o cuando llegue personal nuevo a la clínica.

Los más utilizados son los indicadores de lectura rápida, que consisten en un sustrato que al detectar una enzima activa asociada a esa espora bacteriana cambian de color y pasan a ser fluorescentes.

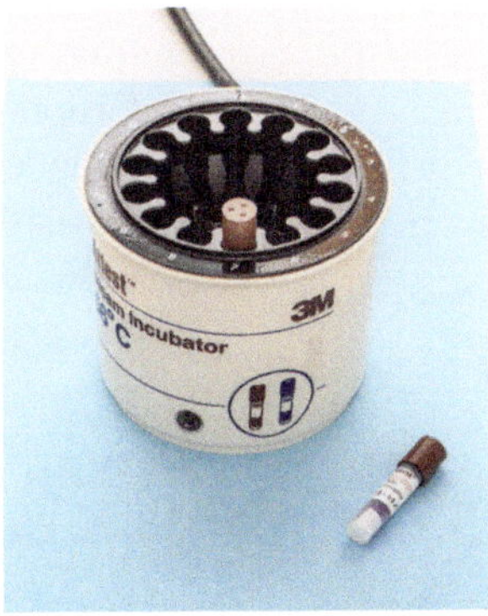

Figura 5.12
Estufa de esporas

Actividad propuesta 5.2

Haz un esquema de todas las etapas que se han de seguir en el proceso de limpieza, desinfección y esterilización de una cureta Gracey.

5.5. Sistemas de reposición de instrumental en los gabinetes de la clínica dental

Para el correcto funcionamiento del gabinete y agilizar el trabajo es necesario que exista un protocolo de ordenación y almacenamiento del material, de manera que el instrumental de cada gabinete debe estar ordenado siguiendo una sistemática con el fin de que todo el equipo de la clínica pueda trabajar cualquier gabinete.

La reposición del material se debe hacer antes de iniciar la jornada y al acabarla partiendo de dos factores:

1. Reposición de material escaso o en falta: se hace de manera general, sin tener en cuenta las necesidades del trabajo planificado para ese día o el siguiente. Es frecuente en clínicas grandes con varios gabinetes funcionando simultáneamente, en los cuales las modificaciones de la agenda del día son imprevisibles.
2. Reposición del material en función de las necesidades previstas para ese día o el siguiente.

TOMA NOTA

La reposición y el almacenamiento del material se hace según la clasificación ABC:

- Grupo A: son productos de alto valor económico que se acumulan en pequeñas cantidades. Suponen el mayor valor económico del almacén. Por ejemplo: el motor de implantes o los propios implantes.
- Grupo B: son productos de coste medio que se almacenan en cantidad intermedia. Por ejemplo los composites, los cementos o el instrumental quirúrgico.
- Grupo C: son artículos de bajo coste, pero de uso muy frecuente, que se almacenan en grandes cantidades. Por ejemplo, las servilletas o los vasos de plástico.

5.6. Técnicas de mantenimiento de equipos

Se define mantenimiento como el conjunto de acciones que tienen como objetivo conservar un artículo o repararlo para que vuelva al estado en el cual puede desempeñar la función para el que está diseñado.

5.6.1. Tipos de mantenimiento

Tradicionalmente se distinguen cinco tipos de mantenimiento, aunque esta clasificación no tiene mucho sentido en sí misma, ya que para garantizar que una máquina funcione es más práctico emplear el concepto de modelo de mantenimiento, por el cual se establece que cada equipo requerirá una mezcla de los diferentes tipos de mantenimiento, en las proporciones adecuadas. Dicho esto, los tipos de mantenimiento son:

1. *Mantenimiento correctivo:* conjunto de tareas destinadas a corregir los defectos que se van presentando en los diferentes equipos y que son comunicadas al responsable de la gestión de los equipos de la clínica por el personal sanitario de la clínica.
2. *Mantenimiento preventivo:* su función es mantener un nivel de servicio determinado en los equipos, programando y planificando las revisiones de sus puntos más delicados en el momento oportuno. Se caracteriza por ser de carácter sistemático, es decir, se actúa sobre el equipo aunque no haya dado muestras de presentar ningún problema.
3. *Mantenimiento predictivo:* su función es conocer e informar permanentemente del estado y operatividad de las instalaciones mediante el registro de determinadas variables físicas representativas (temperatura, vibración, consumo de energía...). La variación de alguna de ellas sería indicativo de problemas en el equipo. Es un mantenimiento más tecnológico, que requiere conocimientos físicos, matemáticos o técnicos.

4. *Mantenimiento cero horas:* consiste en sustituir o reparar todos los elementos sometidos a desgaste con el fin de asegurar, con una probabilidad muy alta, un tiempo de funcionamiento fijado con anterioridad.
5. *Mantenimiento en uso:* es el mantenimiento básico de un equipo realizado por los usuarios de este. Consiste en una serie de tareas elementales como inspección visual, limpieza, lubricación, reajuste de tornillos, etc., que no requieren formación específica y que son la base de todo mantenimiento.

5.6.2. Revisiones periódicas de los equipos

Cada equipo va acompañado de su manual de instrucciones y de mantenimiento, en el que el fabricante establece las recomendaciones básicas de mantenimiento. Suele consistir en revisiones periódicas, realizadas en plazos concretos, que garanticen la vida útil del producto.

Es fundamental que todos los manuales de instrucciones de los equipos de la clínica dental se guarden ordenados y clasificados por aparatos y gabinetes, en un lugar de fácil acceso para que puedan ser consultados en caso de necesidad.

RECUERDA

✓ Para no olvidar las revisiones periódicas de los equipos y conseguir así un óptimo mantenimiento de estos, es conveniente nombrar un responsable de mantenimiento que elabore un cuadro con las fechas de las revisiones realizadas y de las próximas revisiones pendientes, y que a su vez se encargue de avisar a los técnicos cuando se aproxime la fecha.

5.6.3. Gestión de averías

Las averías en los equipos del gabinete dental son uno de los factores que más pueden afectar a la productividad de la clínica. Cualquier fallo en los equipos se traduce en disminución del número de pacientes que se pueden atender, con lo cual deben ser gestionadas con rapidez y eficacia. Para ello es recomendable que en la clínica exista una persona responsable de la gestión de averías para agilizar el proceso de contactar con el equipo técnico o la casa comercial correspondiente. Asímismo, es fundamental disponer de un listado actualizado con los datos de los proveedores: teléfonos, páginas web, horarios, etc.

5.7. Riegos laborales y precauciones asociadas al manejo del equipamiento

La odontología es una profesión que conlleva riesgos para la salud de las personas que la ejercen, ya que, a diferencia de otras profesiones sanitarias, se está en contacto con sangre, fluidos y secreciones de pacientes que pueden padecer algún tipo de enfermedad infectocontagiosa. La Ley 31/1995 de Prevención de Riesgos Laborales es la norma que regula todos los aspectos relacionados con los riesgos asociados al lugar de trabajo. Es de obligado cumplimiento y en ella se refleja que todo profesional o empresario es el responsable de su propia salud y de la de los trabajadores que están a su cargo.

Aunque existe una clasificación establecida de todos los riesgos laborales asociados a trabajar en una clínica dental, cuestión que se abordará ampliamente en el capítulo 8, este apartado se va a centrar en los riesgos laborales derivados del manejo de los equipos dentales.

CUADRO 5.1
Resumen de los riesgos laborales y su prevención

	Riesgo	Prevención
Aparato de rayos X	Radiodermatitis, tumores, alteraciones genéticas	Uso de rayos X justificado Dosis lo más bajas posibles Empleo de radioprotección
Lámpara de luz halógena	Fotorretinitis	Empleo de filtros naranjas delante de la salida de luz
Pantallas de datos	Fatiga visual Alteraciones de la vista	Descansos periódicos
Ruido	Sordera profesional	Aislar las fuentes de sonido
Postura	Patología cervical, dorsal y lumbar	Adoptar una postura de equilibrio

5.7.1. Riesgos laborales asociados al manejo de aparatos de rayos X

Los rayos X se emplean con frecuencia en la consulta de una clínica dental, debido a que son un medio diagnóstico rápido y fiable.

Los rayos X pueden producir dos tipos de lesiones:

a) Lesiones dosis-dependientes, como por ejemplo la radiodermatitis.
b) Lesiones no dosis-dependientes, como es el caso de los tumores y las alteraciones genéticas.

La prevención se basa en que el empleo de los rayos X esté siempre justificado, es decir, los beneficios deben ser mayores a los riesgos asociados. Además, se emplearán siempre las dosis más bajas posibles dentro de lo que la técnica permita y con radioprotección (delantal plomado, collarín tiroideo, respetar distancia de seguridad…).

5.7.2. Riesgos laborales por el empleo de lámpara halógena

Las lámparas de polimerizar emiten una luz de color azul que se encuentra dentro del espectro de luz visible.

El riesgo que conlleva un uso prolongado en el tiempo es la aparición de fotorretinitis, que es una lesión irreversible de la retina que se desarrolla después de años de utilizar la lámpara de polimerizar.

La prevención se basa en evitar mirar directamente a la luz y emplear filtros naranjas delante de la salida de luz, como vemos en la figura 5.13.

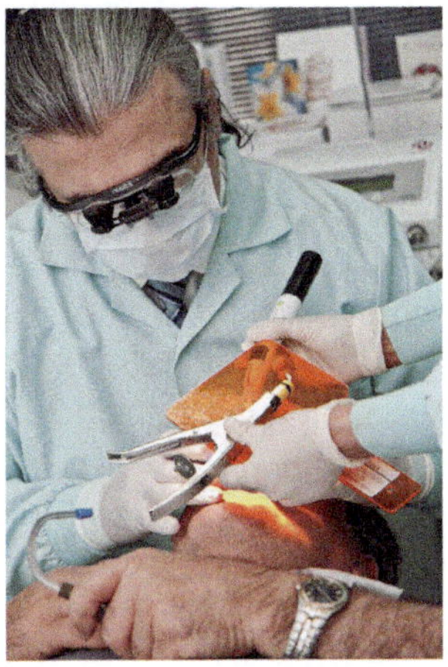

Figura 5.13
Filtro naranja para la protección frente a la luz de la lámpara halógena

5.7.3. Riesgos de utilización de pantallas de visualización de datos

El riesgo de los trabajadores que pasan más de cuatro horas con el ordenador es que sufren fatiga visual y alteraciones de la vista por sobresfuerzo mantenido de la acomodación y convergencia ocular. Pueden sufrir alteraciones psicológicas como alteraciones del sueño o ansiedad.

La prevención en este caso se basa en realizar descansos periódicos antes de sentir fatiga visual.

Toma nota

El uso prolongado de tabletas, *smartphones* o pantallas de ordenador produce fatiga visual, enrojecimiento y sequedad ocular, migrañas y envejecimiento prematuro de la retina y el cristalino.

5.7.4. Riesgos laborales por exposición al ruido

En el gabinete dental existe contaminación acústica procedente del instrumental rotatorio, el sistema de aspiración y el compresor. Un detalle que debe tenerse en cuenta es que estos tres elementos funcionan simultáneamente durante tiempos relativamente largos, que varían en función del tratamiento odontológico. Si bien es verdad que el compresor o los compresores se ponen en marcha cada 15-20 minutos, la mayoría de los tratamientos requieren el uso del instrumental rotatorio y del sistema de aspiración, lo que expone al profesional sanitario a períodos de exposición a ruido alto muy largos, por ejemplo, en una cirugía de implantes o en una elevación de seno maxilar el tratamiento se puede prolongar hasta más de 1-2 horas.

El riesgo de esta sobreexposición al ruido es que puede ser el preámbulo de la sordera profesional, además de suponer un elemento más en el estrés asociado al trabajo.

La prevención se basa en minimizar el ruido, aislando las fuentes que emitan mayor sonido. La música ambiental es recomendable para evitar cambios bruscos en la intensidad del ruido.

5.7.5. Riesgos laborales debidos a la postura de trabajo

La postura que adopta el personal sanitario de la clínica dental es un tanto forzada y antinatural, porque requiere tener los brazos en alto y el cuello girado. Esto supone un riesgo para todos los trabajadores. Se estima que el dolor de espalda aparece en más del 50% de los profesionales odontológicos en algún momento de su vida profesional. La mala posición a la hora de trabajar, el sedentarismo y la falta de tono muscular hacen que la prevalencia de esta patología en el personal sanitario de la clínica dental sea muy superior a la población general.

El riesgo es de patología de columna, que se da en las cervicales, la zona dorsal o la lumbar, debido a la adopción de posturas incorrectas mantenidas durante los tiempos prolongados que requieren los diferentes procedimientos odontológicos.

La prevención del dolor de espalda se basa en adquirir buenos hábitos de trabajo. La postura de trabajo aceptada mundialmente es la denominada BHOP (*balance human operating position*), es decir, adoptar una posición de trabajo equilibrada que permita al profesional sanitario realizar su trabajo con el menor número de músculos en semirrelajación. Esta postura obliga a trabajar siempre sentado, a cuatro manos, junto a un auxiliar.

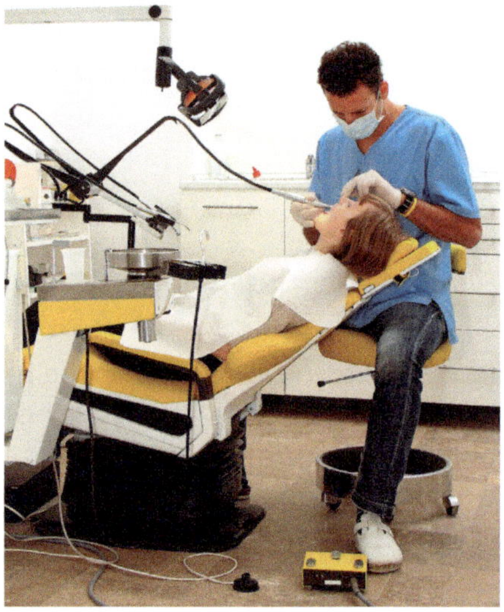

Figura 5.14
Postura BHOP.
Fuente: © Can Stock Photo / Baloncici

PARA SABER MÁS

A los problemas posturales del profesional odontológico hay que añadir el hecho de consultar tabletas o *smartphones*, lo que supone una inclinación de la cabeza que implica el estiramiento de los músculos de la parte posterior del cuello, ocasionando que 2 de cada 3 profesionales se quejen de dolor muscular causado por el uso prolongado de pantallas.

Resumen

- Los elementos que forman el equipo dental son: la unidad dental (que incluye el sillón dental), la base, la lámpara de iluminación intraoral, la unidad portainstrumentos, la escupidera y el sistema de aspiración. Además incluye los taburetes, el mobiliario clínico, el equipo de rayos X, la lámpara de polimerización, el ultrasonidos, el instrumental rotatorio y el compresor.
- En la clínica dental es necesario seguir un riguroso protocolo de limpieza, desinfección y esterilización, que varía en función del instrumental o material de trabajo que se haya empleado.
- Los principales riesgos laborales a los que están expuestos los trabajadores de la clínica dental son los derivados por la exposición al ruido, los malos hábitos posturales, las radiaciones emitidas por los aparatos de rayos X, por la luz halógena y el empleo prolongado de pantallas de visualización de datos.

Ejercicios propuestos

1. Busca en internet información sobre equipos dentales adaptados a personas con discapacidad física. Indica las diferencias respecto a los equipos tradicionales.
2. Investiga cuáles son los principales desinfectantes empleados en odontología. Busca el nombre comercial y la ficha técnica de dos de ellos y haz un esquema de cada uno indicando las características del producto, las ventajas y las desventajas de su uso.
3. Haz un listado de los principales riesgos laborales que asume un higienista bucodental que trabaja en una clínica.
4. Realiza un esquema completo del proceso de limpieza, desinfección y esterilización del instrumental empleado en un acto odontológico.
5. Caso práctico:

   Has realizado una limpieza bucodental a un niño sano de 13 años, ¿consideras necesario seguir todos los pasos de desinfección y esterilización con el instrumental incluido en el kit de exploración, aunque no se haya usado más que el espejo de exploración? Razona la respuesta.
6. Explica la diferencia entre asepsia, limpieza, desinfección y esterilización.
7. Enumera las principales enfermedades infectocontagiosas de riesgo en una clínica dental.
8. Indica las diferentes barreras de prevención físicas en los equipos para enfermedades como la gripe, el tétanos, la tuberculosis o la hepatitis B.
9. Investiga qué es un EPI (equipo de protección individual) en odontología.
10. Caso clínico:

    Un paciente con hepatitis B acude a la consulta a una revisión y limpieza bucodental. Enumera las medidas de prevención que deberían ponerse y el modo de actuación que seguirías con este paciente.

Lee y debate en clase

Temas para debatir:

- ¿Cómo crees que puede afectar esto a la calidad asistencial y por qué?
- ¿Crees que esta situación genera preocupación en el profesional médico? ¿Y en el paciente?
- ¿Cuál crees que puede ser la solución al respecto? Teniendo en cuenta la situación en la que se encuentra España, ¿es posible llevarla a cabo?

Recuperando el texto del Lee y debate del capítulo 2, lee de nuevo el artículo titulado "Tiempos mínimos en las consultas médicas" (publicado por la Organización Médica Colegial y accesible a partir del QR adjunto). A continuación, debate sobre los temas propuestos.

Te adelantamos un pequeño fragmento:

> La Comisión Central de Deontología, Derecho Médico y Visado del Consejo General del Colegio de Médicos, habla sobre el tiempo mínimo en las consultas médicas. Afirma que en los últimos años se ha producido en España una progresiva masificación de las consultas médicas que se ha traducido en una fácilmente comprobable disminución de los tiempos de atención a los pacientes.

ACTIVIDADES DE AUTOEVALUACIÓN

1. El sillón dental se apoya en el suelo:
   - ☐ *a)* Mediante un pedal que permite el funcionamiento del instrumental rotatorio y de las principales funciones del sillón.
   - ☐ *b)* Sobre una base en cuyo interior existen las conexiones eléctricas y de aire comprimido.
   - ☐ *c)* Sobre un cuerpo articulado que permite que el sillón sea abatible y adopte diferentes posiciones.
   - ☐ *d)* Mediante un carrito auxiliar con ruedas.

2. La lámpara de iluminación intraoral:
   - ☐ *a)* Siempre debe ser articulada.
   - ☐ *b)* Se articula al brazo del sillón dental.
   - ☐ *c)* Posee un adaptador articulado propio de cada gabinete.
   - ☐ *d)* Tiene asas articuladas y flexibles.

3. De los siguientes elementos, indica cuál no forma parte de la unidad dental:
   - ☐ *a)* Escupidera.
   - ☐ *b)* Instrumental rotatorio.
   - ☐ *c)* Pedal.
   - ☐ *d)* Taburete odontológico.

4. Indica cuál de las siguientes afirmaciones no es correcta:
   - ☐ *a)* El taburete del doctor y del personal auxiliar tienen ligeras diferencias.
   - ☐ *b)* La escupidera puede ser de diferentes materiales, siempre y cuando permita una correcta limpieza y desinfección.
   - ☐ *c)* El diseño del equipo dental debe ser anatómico y ergonómico.
   - ☐ *d)* La bandeja del instrumental rotatorio se encuentra articulada con el brazo del equipo.

5. De los siguientes instrumentos, indica cuál es instrumental rotatorio:
   - ☐ *a)* Turbina y micromotor.
   - ☐ *b)* Micromotor, contrángulo y pieza de mano.
   - ☐ *c)* Pieza de mano, contrángulo y turbina.
   - ☐ *d)* Todas las opciones anteriores son correctas.

6. La desinfección es:
   - ☐ *a)* Un proceso que pretende disminuir el riesgo de transmisión de enfermedades infectocontagiosas.
   - ☐ *b)* Un proceso que elimina todas las formas de vida bacteriana.
   - ☐ *c)* Un proceso que elimina mecánicamente la carga microbiana.
   - ☐ *d)* Un proceso complicado que requiere el empleo de productos específicos de difícil manejo.

7. De los siguientes elementos, indica en cuáles es recomendable esterilizar:
   - ☐ *a)* Micromotor.
   - ☐ *b)* Escupidera.
   - ☐ *c)* Lámpara de polimerización.
   - ☐ *d)* Turbina.

8. En el proceso de esterilización:
   - ☐ *a)* El autoclave emplea calor seco a altas temperaturas para eliminar los microorganismos.
   - ☐ *b)* Se pueden emplear indicadores para certificar que el proceso cumple con todos los parámetros.
   - ☐ *c)* No se debe embolsar el instrumental en bolsas cerradas porque se impediría el paso del agente esterilizante.
   - ☐ *d)* La temperatura, la presión y el tiempo de exposición es igual en todo el proceso de esterilización.

9. Para el mantenimiento de los equipos lo más recomendable es:
   - ☐ *a)* Que exista una persona responsable de contactar con el servicio técnico en caso de avería.
   - ☐ *b)* Tener un plan de revisiones y controles periódicos para evitar averías indeseables.
   - ☐ *c)* Usar los equipos de manera cuidadosa para evitar posibles averías.
   - ☐ *d)* Todas las opciones anteriores son correctas.

10. La Ley de Prevención de Riesgos Laborales:
- ☐ *a)* Regula que el empresario o profesional no es responsable de la salud de sus trabajadores, sino únicamente de la suya propia.
- ☐ *b)* Es de obligado cumplimiento para todos los centros odontológicos que tengan más de tres trabajadores en plantilla.
- ☐ *c)* Se dedica a los riesgos profesionales derivados por agentes físicos como los rayos X o el ruido.
- ☐ *d)* Ninguna de las opciones anteriores es correcta.

SOLUCIONES:

1.	a	**b**	c	d
2.	**a**	b	c	d
3.	a	b	c	**d**
4.	a	b	c	**d**
5.	a	b	c	**d**
6.	**a**	b	c	d
7.	a	b	c	**d**
8.	a	**b**	c	d
9.	a	b	c	**d**
10.	a	b	c	**d**

6

Clasificación y organización del material e instrumental

Objetivos

- ✓ Conocer y manejar el instrumental odontológico más frecuente en la práctica clínica.
- ✓ Estar capacitado para preparar el instrumental adecuado y necesario en los diferentes procedimientos odontológicos.
- ✓ Reconocer los materiales empleados en una clínica y conocer sus principales características.
- ✓ Estudiar las técnicas de preparación de los materiales empleados en clínica con el objetivo de saber manejarlos en la práctica diaria.

Mapa conceptual

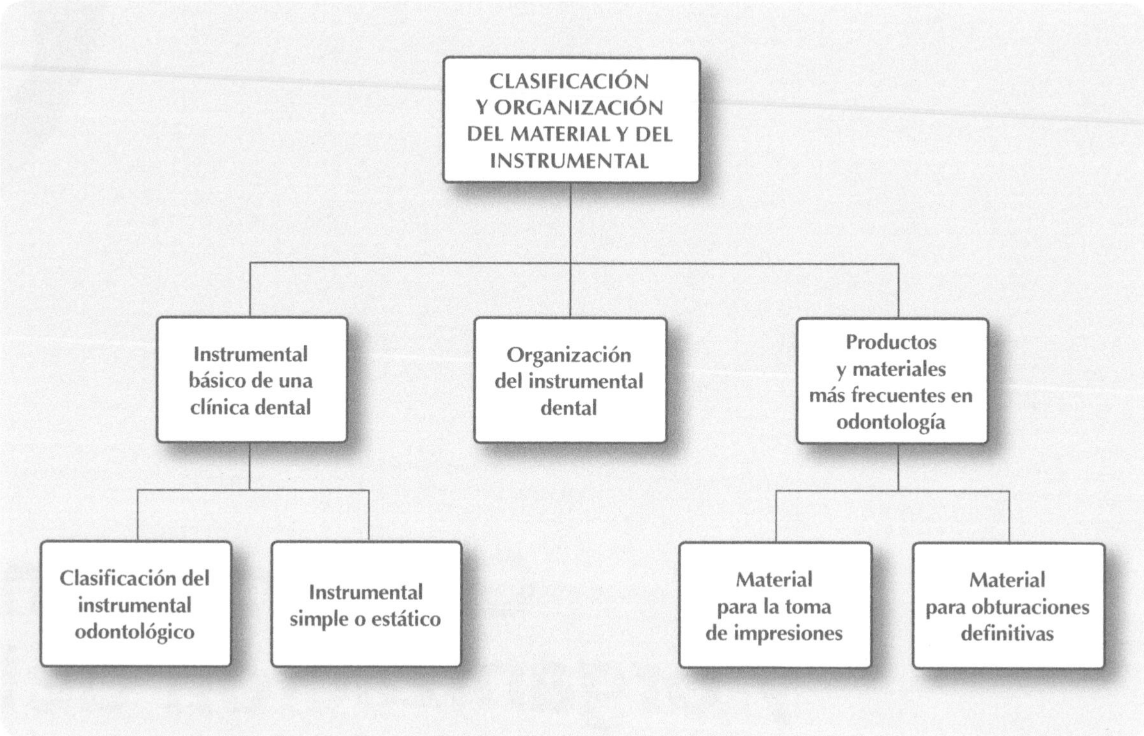

Glosario

Aislamiento. Técnica empleada para mejorar las condiciones de trabajo del odontólogo o el higienista, manteniendo el campo operatorio limpio y seco de saliva o sangre y protegiendo al paciente de posibles complicaciones por broncoaspiración.

Ápice radicular. Parte terminal de la raíz.

Bisel. Borde cortado en diagonal, no en ángulo recto.

Carpule. También llamado *cartucho* o *ampolla de anestesia*. Es el recambio de la jeringa dosificadora de anestesia.

Fresa. Pequeño instrumento de corte, diseñado para actuar a una velocidad óptima y para utilizarse con el instrumental rotatorio.

Irrigación. Técnica de lavado de una cavidad corporal.

6.1. Instrumental básico de una clínica dental

El higienista bucodental debe conocer, diferenciar y manejar todo el instrumental, productos y materiales que se emplean habitualmente en la clínica. Una de las funciones más importantes que va a realizar el personal auxiliar es la de preparar todo el instrumental y material necesario para cada procedimiento, con antelación a su realización, de forma que, cuando el paciente pase al gabinete, el profesional ya se encuentre todo el material preparado. De este modo, se agilizan los tiempos del paciente en el gabinete, lo que repercute en la reducción de los tiempos en la sala de espera, además de ofrecer al paciente un servicio de calidad.

Para facilitar el trabajo en la clínica, el instrumental se organiza en bandejas previamente esterilizadas o bien empaquetado en bolsas con el instrumental estéril e individualizado, ya preparadas e identificadas para cada procedimiento.

6.1.1. Clasificación de los instrumentos odontológicos

La norma UNE-EN 1639:1996 define:

a) *Instrumental dental:* instrumento especialmente diseñado para el uso en el ejercicio de la odontología. Puede ser accionado manualmente, a motor o de ambas maneras.
b) *Instrumental dental accionado manualmente:* instrumento diseñado para funcionar respondiendo a los movimientos del operador sin ninguna otra fuente de energía.
c) *Instrumental dental accionado a motor:* instrumental dental diseñado para ser accionado mediante una fuente de energía interna o externa de la que recibe la potencia necesaria para la función prevista.

Cuadro 6.1
Clasificación del instrumental

N.º de componentes	Características	Ejemplo
De un solo componente	Mango + cuello + parte activa	Espejo, cureta
De dos componentes	2 mangos + 2 cuellos + 2 partes activas	Pinzas, tijeras
De dos o más componentes	Formas variadas	Jeringa anestesia, pinza portaclamps
Instrumentos especiales	Particularidades especiales	Agujas anestesia, separador mejillas

Según estas definiciones, podemos concluir que el instrumental usado en odontología es numeroso y variado, y que sufre modificaciones adaptándose al uso requerido en la práctica diaria. De este hecho surge la siguiente clasificación:

1. *Instrumentos simples:* también llamados *instrumentos estáticos*, que engloban todo el conjunto de instrumentos manuales que el profesional acciona manualmente por sí mismo, sin otra ayuda o fuente externa de energía. Por ejemplo: pinza, cureta, fórceps.

2. *Instrumentos complejos:* también llamados *instrumentos dinámicos*, que poseen cierto grado de complejidad tecnológica y que, aunque están manejados por la mano del profesional, requieren estar conectados a una fuente de energía o máquina. Por ejemplo: instrumental rotatorio, lámpara de luz halógena. Fueron descritos con detalle en el capítulo anterior.

6.1.2. Instrumentos simples o estáticos

Los instrumentos simples constituyen la mayoría de los utensilios empleados en la práctica habitual. Están específicamente diseñados para ejecutar diferentes técnicas y maniobras, de forma que el profesional puede concentrar y dirigir su trabajo manual de forma eficaz, precisa, puntual y cuando es necesario, potente.

TOMA NOTA

> El material más frecuentemente utilizado en la elaboración de instrumentos simples es el acero inoxidable, pero también existen fabricados en aluminio y titanio. En los casos en los que los extremos activos de los instrumentos requieran una alta tracción mecánica, pueden estar constituidos de carburo de tungsteno.

El instrumental simple se clasifica en función del número de componentes que lo forman, es decir, si el instrumental está formado por una única pieza (un solo componente) o por dos o más piezas unidas.

6.1.3. Instrumental simple de un solo componente

A) Partes de un instrumento simple

Están formados por el mango, el cuello y la parte activa.

1. *Mango:* es la empuñadura, por donde el profesional sanitario lo sujeta. Suele presentar la superficie con estrías o rugosa, diseñada siguiendo criterios ergonómicos, para facilitar su manejo y que no resbale.
   - *a)* Si el instrumento es activo por ambos extremos se llama doble. Por ejemplo, una cureta Gracey.
   - *b)* Si solo es activo por uno de los extremos se llama de mango doble. Por ejemplo, un bisturí.
   - *c)* Puede ser de mango intercambiable. Por ejemplo, un espejo.
2. *Cuello:* es la zona que une el mango con la parte activa. Presenta diferentes formas para facilitar el acceso de la parte activa a las zonas difíciles.
3. *Parte activa:* es la que da nombre al instrumental y puede presentar formas muy variadas.

B) Clasificación

Según la forma de la parte activa, se nombran los instrumentos usados más frecuentemente en la práctica odontológica:

1. *Espejo* (figura 6.1a): la parte activa va atornillada al mango. Puede ser de acero inoxidable o de plástico. Uso: separar tejidos y visión indirecta.
2. *Sonda* (figura 6.1b): es cualquier instrumento que acabe en una punta larga y fina. Uso: funciones de exploración. Ejemplo: sonda de exploración o sonda periodontal. Esta última acaba en punta roma o bolita para no dañar la encía durante la exploración. Su parte activa tiene unas marcas que permiten medir en milímetros la profundidad del surco gingival o de a bolsa periodontal.
3. *Bisturí:* instrumento con una hoja larga y plana y un borde lateral cortante. La hoja del bisturí puede presentar formas variadas. El mango presenta una muesca o surco para adaptar las hojas de bisturí intercambiables. También existe el bisturí de un solo uso. Uso: funciones de corte.
4. *Cucharilla o excavador:* instrumento que termina en forma de pequeño disco plano, con el contorno cortante. Uso: en la preparación de cavidades dentarias, removiendo la dentina o restos del interior de cavidades óseas, alveolos...
5. *Cureta* (figura 6.1c): también llamados raspador o legra. Tiene bordes afilados y cortantes. Uso: remover o legrar superficies radiculares en bolsas periodontales, cirugía periodontal.
6. *Escoplo o cincel* (figura 6.2a): su parte activa es una lámina larga de sección rectangular, con el extremo afilado en forma de bisel. Uso: en tejidos duros. Los más pequeños se usan para recortar excesos de tejido dentario (dentina o esmalte).
7. *Hachita:* instrumental manual de corte angulado cuyo borde cortante se encuentra en el mismo plano que el eje del mango. Uso: recortar manualmente pequeñas zonas de tejido dentario y terminar las preparaciones cavitarias.

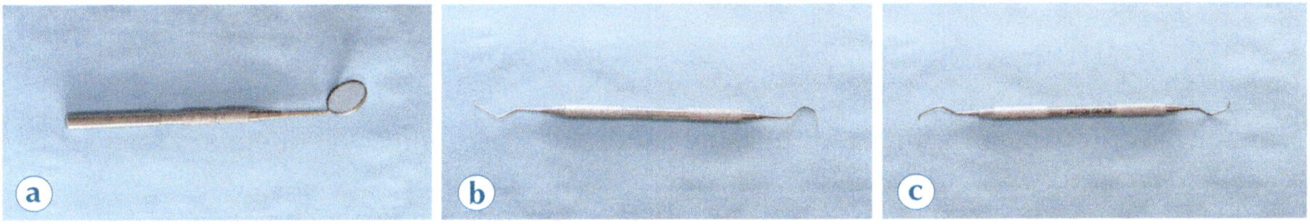

Figura 6.1
Espejo (a), sonda (b) y cureta (c)

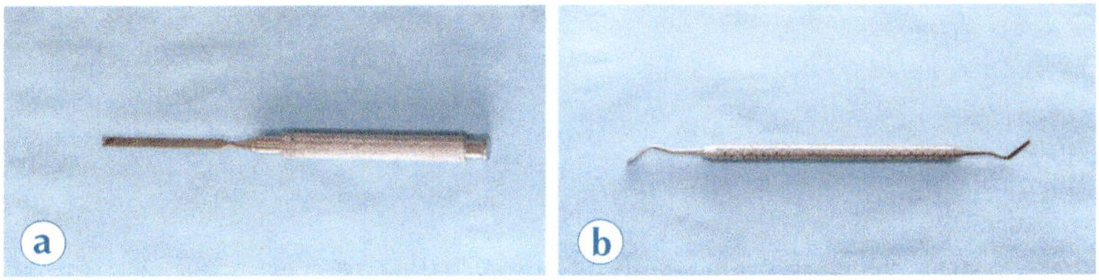

Figura 6.2
(a) Cincel, (b) Instrumento plástico

8. *Azada:* instrumental manual de corte angulado cuyo borde cortante se encuentra en un plano angulado con respecto al eje general del mango. Uso: igual que el anterior.
9. *Espátula:* instrumento recto, de extremo ancho y plano. Uso: extender sustancias, realizar mezclas de materiales sobre superficies planas, tomar pequeñas cantidades de materiales...
10. *Instrumento plástico* (figura 6.2b): es importante no confundirlo con la espátula. Es un instrumento doblemente acodado, espatulado, de pequeñas dimensiones. Uso: dar forma y modelar sobre el diente materiales en estado plástico (resinas compuestas). Por eso se llama instrumento plástico, no quiere decir que sea de plástico.
11. *Condensador:* también llamado atacador u obturador. Puede tener diferentes formas, diámetros, longitudes. Uso: compactar, condensar o empaquetar material en el interior de la cavidad.
12. *Bruñidor:* instrumento con parte activa esferoidal, grande y generalmente lisa. Uso: trabajo en frío sobre superficies metálicas, para obtener un acabado liso y brillante. Mejorar la adaptación y eliminar el espacio o interfase entre ciertos materiales metálicos y los bordes de las preparaciones dentarias.
13. *Elevador dental:* también llamado *botador*. Es un tipo de palanca. Uso: extracción de dientes o raíces.

RECUERDA

✓ Muchos instrumentos manuales cortantes tienen bordes delicadamente afilados que deben limarse cada cierto tiempo. El afilado se lleva a cabo en la propia clínica, empleando la piedra de Arkansas.

6.1.4. Instrumental simple de dos componentes

Son aquellos instrumentos formados por dos partes que están unidas de diferentes formas:

1. Por soldadura en el elemento de unión. Por ejemplo: pinzas de exploración.
2. Por una articulación que funcione mediante un tornillo o remache que sirve de eje de giro. Por ejemplo: tijeras, alicates.

A) Partes de los instrumentos de dos componentes

Están formados por:

1. *Parte activa:* consta de dos hojas, valvas o cuchillas.
2. *Cuello:* que puede dotar al instrumento de cierta angulación para permitir una mejor angulación y accesibilidad.

3. *Mango:* es la zona por donde se sujeta el instrumento. Está formado por dos ramas o brazos, que en ocasiones acaban en aros o anillos para introducir los dedos. Por ejemplo: pinzas de hemostasia.

B) Clasificación del instrumental de dos componentes

Dentro de este grupo se encuentran los siguientes instrumentos:

1. *Pinzas:* instrumento de dos ramas que pueden diferenciarse en:

   a) *Elásticos* (figura 6.3): normalmente están abiertos. Para cerrarlos únicamente se debe presionar con los dedos. Las más utilizadas son la pinza algodonera, que es larga y con el extremo activo acodado; y la pinza de disección, con o sin dientes en los extremos.

   b) *De presión continua* (figura 6.4): poseen una cremallera o sistema de dientes que permite su cierre o bloqueo, de forma que quedan abiertas o cerradas según actúe o no el engranaje de la cremallera. Las más utilizadas son las pinzas mosquito, rectas o curvas, que se usan para la hemostasia en cirugía.

2. *Tijeras:* instrumento de corte formado por dos hojas afiladas opuestas y articuladas entre sí, gracias a un eje de giro que permite su apertura o cierre. Los brazos acaban en anillos para meter los dedos.

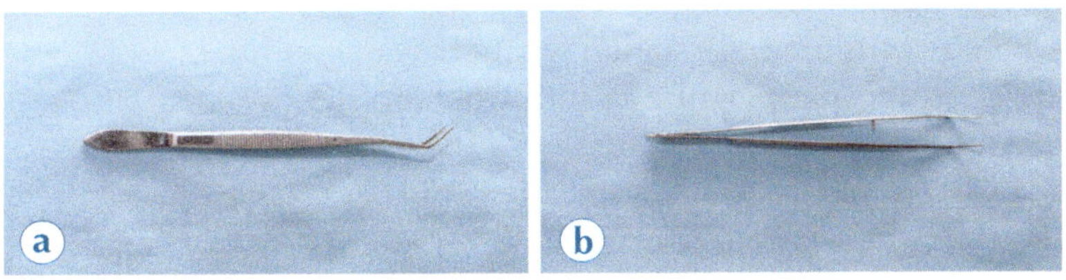

Figura 6.3
Pinzas de exploración: vista lateral (a) y vista superior (b)

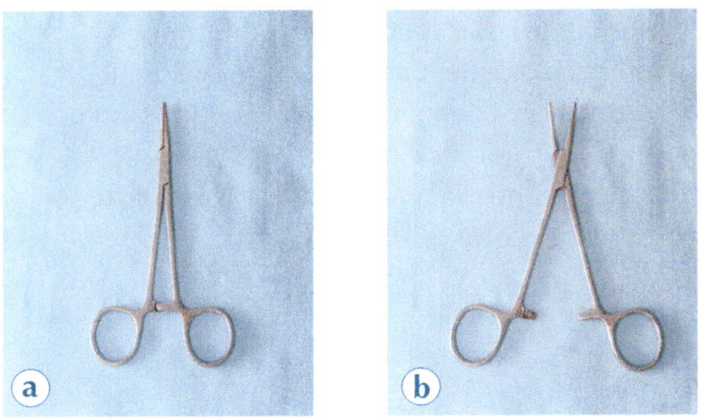

Figura 6.4
Pinzas de hemostasia abiertas (a) y pinzas de hemostasia cerradas (b)

3. *Alicates:* instrumento con brazos curvos y puntas o extremos activos de muy diferentes formas. Sus usos son variados, dependiendo de la forma: sujetar objetos con firmeza, doblar o conformar alambres y láminas metálicas, adaptar coronas provisionales metálicas, cortar alambres...
4. *Fórceps de extracción:* instrumental potente, con dos partes activas, que poseen diseño y forma específica para cada tipo o grupo de dientes. Uso: extracción de dientes.
5. *Portagujas:* es una variedad de la pinza de presión continua. Uso: Aprehender, sostener y dirigir la aguja de sutura con el hilo en los procedimientos de sutura.

Actividad propuesta 6.1

Busca en internet información sobre instrumentos específicos que se han desarrollado para manejar implantes elaborados con titanio, que evitan los efectos negativos que podrían aparecer por el contacto de dos metales muy heterogéneos.

6.1.5. Instrumental simple de más de dos componentes

Dentro de este grupo se engloba una enorme variedad de instrumentos, con usos muy diferentes, por lo que no pueden clasificarse siguiendo un orden muy estricto. Los más empleados en odontología son:

1. *Jeringa de anestesia* (figura 6.5): suelen ser metálicas, con un sistema de apertura que permite la introducción del cartucho de anestesia en la parte central y la inserción de la aguja en la parte superior. Uso: empleada para la anestesia mediante punción en la mucosa oral.
2. *Perforador de diques:* pinza articulada provista de un mecanismo que permite hacer orificios en el dique de goma. Uso: el mecanismo permite hacer orificios con el diámetro adecuado a la pieza o piezas que se quieran aislar.
3. *Clamps o grapas:* tienen formas y tamaños diferentes y unos orificios característicos que sirven para poderlos sujetar con la pinza portaclamps. Uso: fijar el dique de goma a la pieza sobre la que se va a colocar.
4. *Pinza portaclamps:* pinza acodada y angulada en su parte activa. Uso: transportar el clamp al diente.

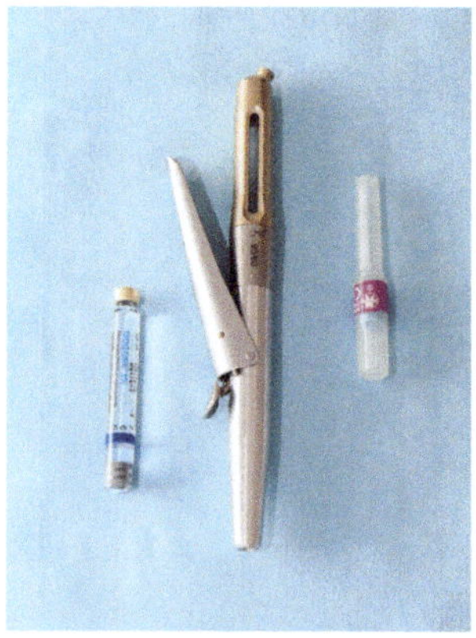

Figura 6.5
Jeringa de anestesia, carpule y aguja

6.1.6. Instrumental especial

Engloban todos aquellos instrumentos que pueden ser considerados simples, pero que poseen ciertas particularidades en cuanto a fabricación, morfología y manejo.

1. *Separador de mejillas o abrebocas:* diferentes formas y tamaños. Uso: mantener abierta la boca del paciente mediante un tiempo prolongado evitando el cansancio del paciente. Protege la mejilla y la lengua del instrumental rotatorio y evita cierres inesperados de la boca que podrían contaminar el campo.
2. *Boquillas o cánulas de aspiración:* tubos desechables de diferentes colores y formas que se adaptan al sistema de aspiración. Uso: mantener el campo de trabajo limpio y seco para facilitar el trabajo del operador.
3. *Agujas de anestesia:* diseñadas para la jeringa anestésica. Presentan dos agujas, una en cada extremo. La más corta se introduce en el carpule anestésico y la otra es la empleada para la punción de la mucosa oral. Ambas están protegidas por un capuchón plástico que asegura la esterilidad.
4. *Cubetas portaimpresiones* (figura 6.6): recipiente metálico o plástico adaptado a la toma de impresiones dentales. Constan de:

   a) *Cuerpo:* zona en la que se colocan los materiales de impresión. Su forma se adapta a la arcada dentaria superior o inferior, y su tamaño varía para adaptarse al paciente.
   b) *Mango:* zona por donde el operador sujeta la cubeta de impresión en la boca del paciente.

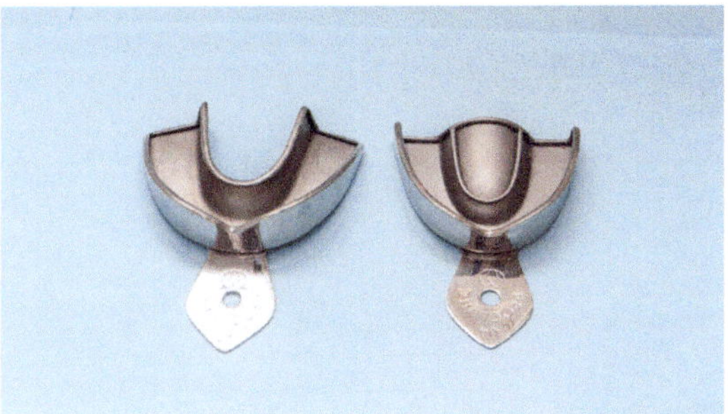

Figura 6.6
Cubetas portaimpresiones

PARA SABER MÁS

Para vaciar impresiones se necesita el siguiente material:

- Taza.
- Espátula para batir la escayola.
- Cuchillete recortador de exceso de yeso.

5. *Limas de endodoncia manuales:* constan de mango, vástago y parte activa. La zona más apical se llama punta o guía de penetración. Están codificadas por el código de colores ISO. Uso: empleadas para la preparación del canal radicular.

6.2. Organización del instrumental dental

El instrumental dental debe estar organizado y preparado antes de que entre el paciente en el gabinete, para poder trabajar con agilidad y minimizar el tiempo de cada acto odontológico. En este apartado se van a nombrar los principales procedimientos odontológicos y el instrumental necesario para cada uno de ellos.

6.2.1. Bandeja de exploración

Empleada para las exploraciones bucodentales. Debe incluir el siguiente instrumental:

1. Pinza algodonera.
2. Sonda de exploración.
3. Espejo de exploración.
4. Sonda periodontal.

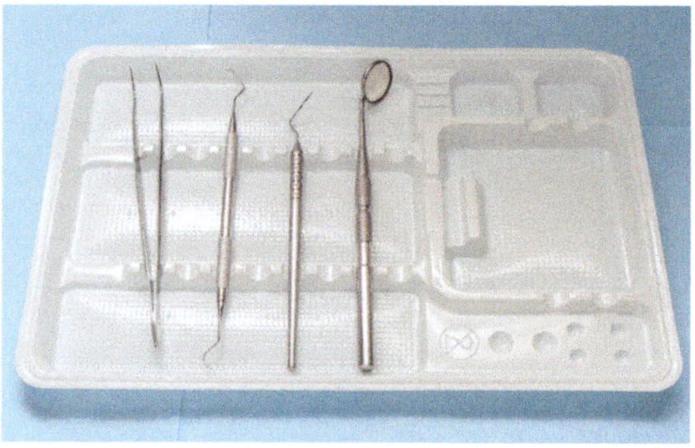

Figura 6.7
Bandeja de exploración

6.2.2. Bandeja de anestesia

Empleada en los actos odontológicos en los que se requiera el empleo de anestesia, para evitar el dolor o el exceso de ansiedad del paciente. La anestesia puede ser tópica, que no requiere la punción de la mucosa. Se emplea para disminuir las molestias del pinchazo o en pacientes que tienen miedo a la anestesia. Se presenta en forma de cremas o esprays con diferentes sabores que consiguen el efecto anestésico por frío. Su empleo no evita el uso de la anestesia por punción.

INTERESANTE

Actualmente existen sistemas de anestesia con jeringa, pero sin aguja, que consiguen efectos anestésicos suficientes para la realización del procedimiento odontológico.

Otro tipo de anestesia es la anestesia con punción de la mucosa, que requiere un sistema inyectable para depositar el fármaco anestésico y lograr su efecto. En la bandeja se prepara el siguiente instrumental:

1. Jeringa anestésica.
2. Cartuchos o carpules de anestesia. Los anestésicos más frecuentes son: lidocaína, procaína, mepivacaína, articaína, bupivacaína...
3. Aguja de punción.

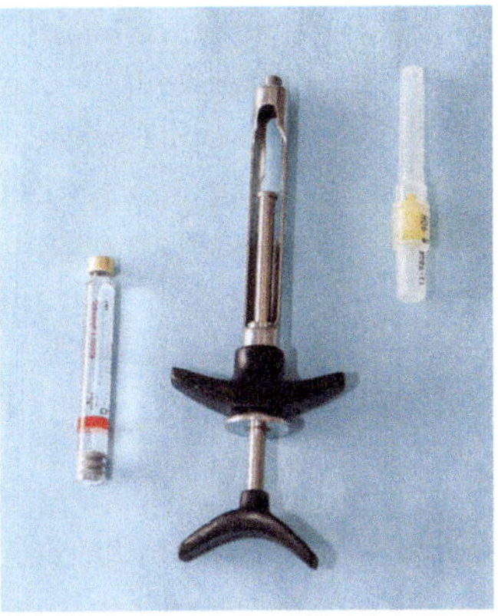

Figura 6.8
Diferentes modelos de jeringa de anestesia, carpule y aguja

Recuerda

✓ Una vez finalizado el procedimiento odontológico, la aguja de punción y el carpule anestésico se deben depositar en el contenedor de residuos punzantes. Nunca deben tirarse a la basura convencional.

Actividad propuesta 6.2

Investiga los diferentes tipos de anestésicos empleados en odontología y las indicaciones de uso que tienen según el paciente.

6.2.3. Bandeja de aislamiento

En la mayoría de los procedimientos odontológicos se debe realizar el aislamiento de los dientes para conseguir que los dientes permanezcan secos evitando el contacto con la saliva y fluidos orales, y facilitar el desarrollo del tratamiento. En endodoncia, es fundamental el aislamiento porque evita accidentes por aspiración por parte del paciente o pérdidas de instrumental pequeño como las limas.

La bandeja consta del siguiente instrumental:

1. *Dique de goma:* lámina cuadrangular de látex que se perfora para colocarlo sobre la pieza correspondiente. Puede ser de diferentes colores, tamaños y grosores.
2. *Perforador de diques.*
3. *Clamps.*

4. *Pinza portaclamps.*
5. *Arco portadiques*: sirve para mantener tenso el dique de goma. Puede ser metálico o plástico. El más empleado es el arco de Young, en forma de U, aunque también existen circulares o semicirculares.
6. *Seda dental:* empleada para ayudar a pasar el dique de goma entre las piezas dentarias.

TOMA NOTA

Existe otra técnica de aislamiento que emplea rollos de algodón en la zona proximal a la pieza que se va a tratar. Evita que la pieza entre en contacto con la saliva y posibilita que permanezca seca. Es un aislamiento relativo porque no consigue la sequedad absoluta de las piezas y tampoco evita la posibilidad de que en un momento del acto odontológico la pieza se moje.

Es importante tener en cuenta que para retirar estos rollos de algodón es preciso humedecerlos con agua (con la jeringa triple función) para evitar que se adhieran a la mucosa, ya que si no se procede de esta forma pueden provocar lesiones por desprendimiento.

6.2.4. Bandeja de reparación o reconstrucción de piezas

Las obturaciones o reconstrucciones se realizan generalmente con dos tipos de materiales de obturación: la amalgama de plata y el composite o resinas compuestas.

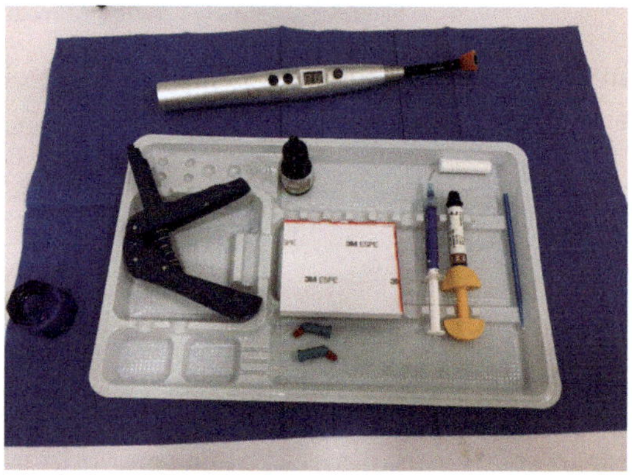

Figura 6.9
Bandeja de obturaciones

A) *Instrumental para las obturaciones con amalgama de plata*

Para aplicar la amalgama de plata es necesario disponer del siguiente instrumental:

1. Instrumental de exploración, de aislamiento y de anestesia, descrito anteriormente.
2. Instrumental para la realización de la cavidad:

a) *Instrumental rotatorio:* turbina, micromotor, contrángulo.
b) *Fresas específicas.*
c) *Escariador o cucharilla de Black:* instrumento doble que rasca el tejido enfermo de forma manual.
d) *Recortadores de margen gingival:* tienen dos partes activas que son las superficies de corte para eliminar los cristales de esmalte que han quedado sin soporte dentinario y evitar su posterior fractura.
e) *Amalgamador:* aparato que produce la vibración y mezcla de los composites de la amalgama de plata (plata y mercurio).
f) *Portamalgamas:* instrumento empleado para recoger la amalgama preparada y llevarla a la cavidad. Puede ser de plástico o de metal.
g) *Condensador o atacador de amalgama:* sirve para condesar la amalgama, que se encuentra en estado plástico, contra los bordes de la cavidad dentaria. Cuanto más enérgica sea esta fase más compactada quedará la reconstrucción. Son instrumentos dobles y metálicos de superficie plana y hendida.
h) *Vaso Dappen:* recipiente pequeño, con una concavidad pequeña donde se coloca la amalgama una vez batida.
i) *Instrumento de bola* (figura 6.10): instrumento de mano cuya parte activa acaba en una bolita.

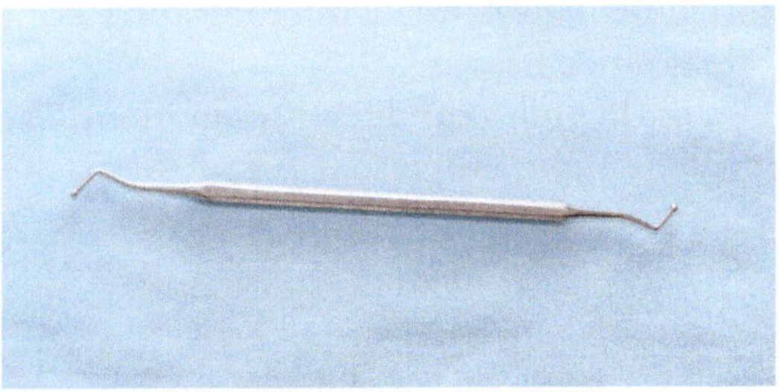

Figura 6.10
Instrumento de bola

j) *Conformador de surcos:* instrumento doble. Su parte activa tiene forma piramidal y sirve para aplastar la amalgama y darle forma a los surcos dentarios.
k) *Bruñidor:* parecido al instrumento de bola pero más grueso. Se emplea cuando la amalgama tiene una consistencia más dura y ayuda a remarcar los surcos.
l) *Recortadores de exceso de amalgama:* sirven para eliminar los sobrantes de amalgama. Se usan dos tipos, que se diferencian en sus partes activas, según la zona de la pieza en la que se tengan que emplear.
m) *Bandeja de matrices:* una matriz es un "molde" empleado en las reconstrucciones en las que no se conservan las paredes dentarias, de manera que actúa como encofrado para dar la forma correcta al diente. Pueden ser metálicas o de plástico. Existen diferentes modelos: automáticas, con aro de fijación o convencionales, que se colocan con el portamatriz tipo Tofflemire.
n) *Material de pulido:* deben transcurrir 24 horas una vez colocada la amalgama para que el fraguado sea adecuado. Pasado este tiempo se debe proceder al pulido. Para ello, se necesita el siguiente instrumental:

- Instrumental rotatorio: micromotor y contrángulo.
- Fresas específicas.

- Tiras de pulir interproximales: para eliminar los excesos de material que hayan quedado en las caras proximales de las piezas. Se clasifican según el tipo de grano, lo que les confiere diferentes grados de abrasividad.

B) Instrumental para obturaciones de composite

Para realizar una obturación con composite se debe preparar el siguiente instrumental:

1. Bandeja de exploración, de anestesia o de aislamiento.
2. Instrumental para la realización de la cavidad: instrumental rotatorio (turbina, micromotor y contrángulo), fresas específicas y escariador.
3. Bandeja de matrices: a diferencia de las obturaciones de amalgama de plata, las matrices para composite son transparentes, para permitir el paso de la luz de polimerización de las resinas.
4. Bandeja de obturación: incluye el instrumental de bola y el instrumento plástico
5. Material de pulido: la obturación de composite se pule en el momento y se caracteriza por alcanzar un alto nivel estético. Se necesita:

   a) Instrumental rotatorio: micromotor y contrángulo.
   b) Fresas específicas.
   c) Discos de pulir con diferentes grados de abrasividad.
   d) Tiras de pulir, empleadas para los espacios interdentales con diferentes grados de abrasividad.

6.2.5. Bandeja de endodoncia

Necesitaremos el siguiente material:

1. Bandeja de exploración, anestesia y aislamiento.
2. Instrumental rotatorio (turbina) y fresas específicas.
3. Localizadores de ápices: aparato que detecta el ápice de la raíz por medición eléctrica.
4. Limas de endodoncia: se clasifican por un código de colores, y existen diferentes tipos de limas según la longitud, material con el que están fabricadas, tipo de trenzado o por su uso manual o con instrumental rotatorio.
5. Tiranervios, empleados para eliminar la pulpa radicular. Se parecen a las limas y también están codificados por un código de colores.
6. Regla milimetrada: sistema de medida para conocer la longitud del conducto en el que se ha introducido la lima.
7. Curvador de limas de endodoncia: cuando el conducto radicular es curvo se debe precurvar la lima antes de introducirla.
8. Instrumental de irrigación: jeringa con una aguja flexible por la que se introduce hipoclorito sódico al 1% en el conducto radicular. Sirve para eliminar los microorganismos del conducto y limpiar los restos de la pared que se producen al limarla.

9. Instrumental de relleno de conductos: mediante la condensación de la gutapercha, que es un material termo plástico.

   a) Papel de secado para secar el exceso de hipoclorito de los conductos.
   b) Puntas de gutapercha para rellenar el conducto radicular.
   c) Condensadores manuales, angulados y con diferentes grosores. Sirven para condensar la gutapercha contra la pared lateral del conducto radicular.
   d) Condensadores digitales, que cumplen la misma función que los anteriores, pero se sujetan con los dedos.
   e) Mechero, para calentar al rojo el instrumental de corte.
   f) Instrumental de corte. Cuando está al rojo corta los excesos de gutapercha que sobresalen del conducto radicular.

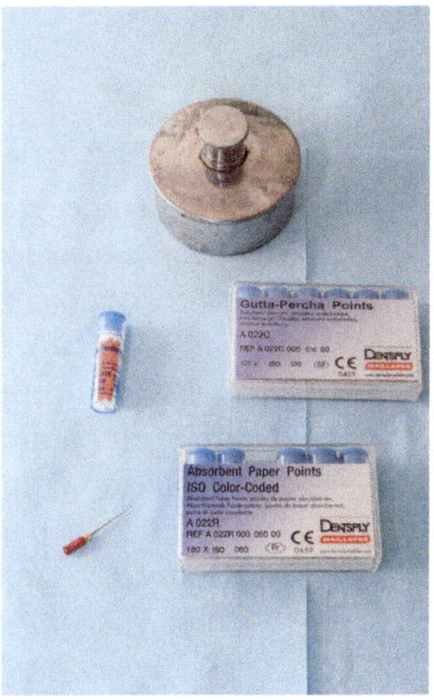

Figura 6.11
Material de endodoncia

6.2.6. Bandeja para la extracción dental

El material específico para las extracciones sería:

1. *Botadores o elevadores:* se emplean para luxar el diente y eliminar los restos radiculares.
2. *Fórceps:* se emplean para la extracción dental o exodoncia. Formados por dos brazos, unidos por una articulación y las puntas activas, que son las que agarran la pieza dentaria. Hay diferentes tipos según sean para la dentición temporal o permanente, así como para cada pieza dentaria. De forma general los empleados en la arcada superior tienen la parte activa en línea recta con respecto al mango, y los empleados en la arcada inferior forman un ángulo de 90° respecto al mango.
3. *Sindesmotomos o periostotomos:* instrumental empleado para separar y cortar el tejido periodontal antes de extraer la pieza dental y así evitar que el diente se fracture. Pueden ser rectos o curvos.
4. *Portagujas, aguja de sutura y seda.*

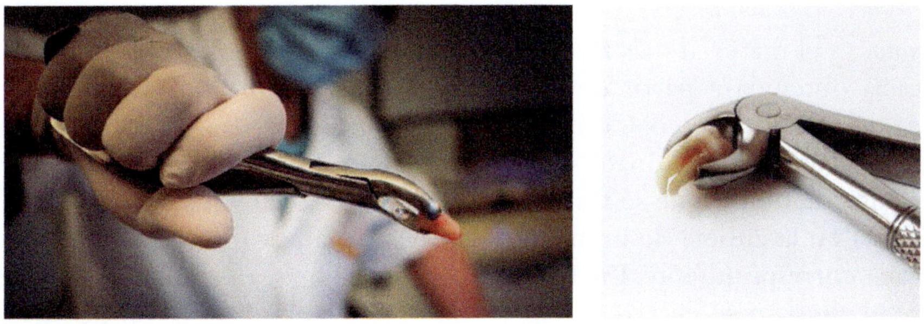

Figura 6.12
Fórceps para extracción dental: en línea recta y en ángulo de 90°

6.2.7. Bandeja de ortodoncia

El instrumental específico para realizar una ortodoncia es:

1. *Alicates:* para cortar o modelar alambres.
2. *Alicates posicionadores de brackets y ligaduras:* ayudan a calzar el arco en el *slot* del *bracket* y de esa forma facilitan el ajuste de la ligadura.
3. *Pinzas:* sacabrackets, sacabandas.
4. *Posicionadores:* poseen una superficie en la que se apoyará el borde incisal u oclusal del diente y una punta que marca la altura a la que quedará cementado el diente.
5. *Dinamómetro:* empleado para medir la fuerza que ejercen las gomas y resortes.
6. *Portabrackets:* la parte posterior tiene una extensión metálica fina que sirve para posicionar los *brackets* y quitar los excesos de material cementado.

Actividad propuesta 6.3

Realiza un esquema con el instrumental que debe incluir cada bandeja clínica. Si numeras cuántos instrumentos incluye cada una, será más fácil a la hora de estudiar y recordar que no falte ninguno.

6.3. Productos y materiales más frecuentes en odontología

El personal auxiliar debe conocer cómo manejar, preparar y conservar los materiales dentales. Generalmente la conservación se da a una temperatura ambiente de unos 20° aproximadamente y a oscuras preferiblemente, guardados en un cajón o armario cerrado, o dentro de su envase.

6.3.1. Material para la toma de impresiones

Son aquellos que se usan para reproducir de forma exacta la anatomía dentaria y la relación entre los tejidos bucales y los dientes. Los materiales más empleados en la clínica dental son:

1. *Alginato:* es el material más frecuentemente usado en clínica (ver figura 6.13.a). Es una sustancia obtenida a partir de algas marinas pardas. Su compuesto principal es la sal sódica del ácido algínico. Contiene otros componentes, entre los que destaca un indicador de reacción. El alginato se mezcla con agua en un porcentaje determinado por el fabricante, de modo que se forma una pasta viscosa parecida a la plastilina o a un *slime.* Se coloca en la cubeta de impresión y se lleva a la boca del paciente, donde se ajusta a la arcada correspondiente. En 1-2 segundos se da una reacción química irreversible por la que el alginato se endurece y permite obtener una impresión de alginato que es el negativo de la boca del paciente, que se vacía en escayola para obtener el modelo dental real del paciente (figura 6.13b).

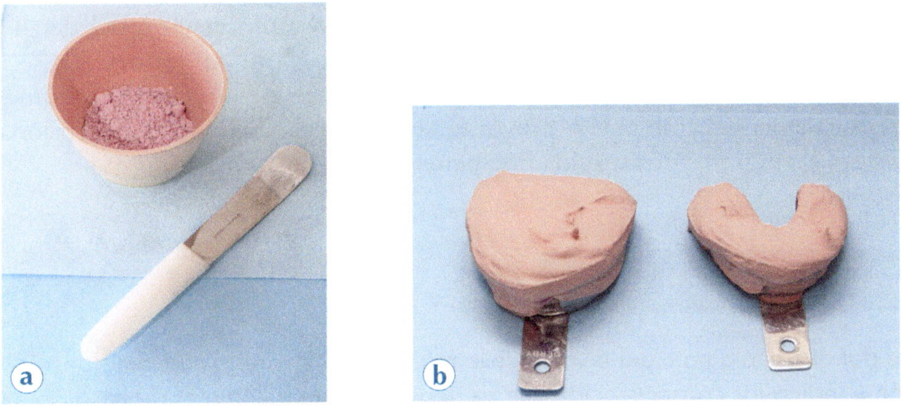

Figura 6.13
Alginato, taza y espátula (a), impresiones vaciadas en escayola (b).

TOMA NOTA

La mezcla de alginato y agua debe tener una consistencia no demasiado fluida para evitar atragantamientos al paciente. Se recomienda colocar al paciente con la cabeza inclinada hacia delante para evitar que el alginato pueda descender hacia la glotis. También es importante indicar al paciente que respire profundamente por la nariz hasta que se acabe el procedimiento.

2. *Siliconas de adición:* son los materiales de impresión más empleados para prótesis fija dentosoportada, ya que logran mayor precisión en la reproducción del detalle dental y una gran estabilidad dimensional. Llevan agregados unos surfactantes que les hace ligeramente hidrofílicos, es decir, que presentan cierta afinidad por el agua, lo cual, a pesar de seguir requiriendo un medio seco para la toma de impresión, conlleva menos problemas en el vaciado. Se clasifican según su peso molecular en:

   a) *Ligeras:* son muy fluidas, por lo que proporcionan una reproducción del área con mucho detalle. Van acompañadas de silicona más pesada (figura 6.14a).
   b) *Medias:* pueden emplearse como única silicona de impresión si no se requiere un detalle muy preciso.
   c) *Pesadas:* acompañan a la silicona ligera para dar cuerpo a la impresión (figura 6.14b).

Figura 6.14
Pistola de silicona fluida (a) y silicona pesada (b)

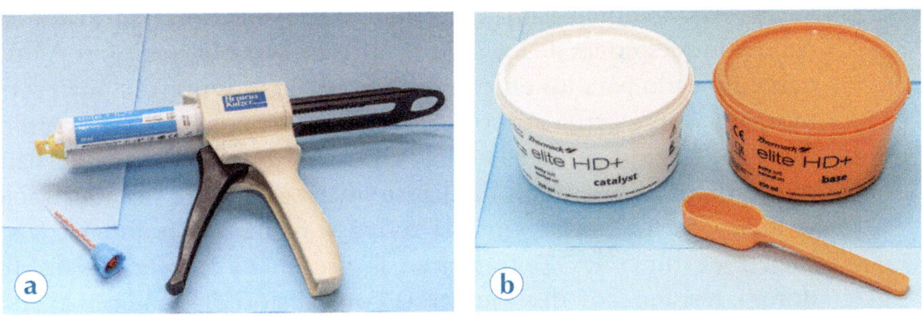

3. *Poliéteres*: son materiales que poseen un grado de reproducción del detalle muy alto, pero presentan gran rigidez, lo que puede provocar que se desgarren o se rompan los modelos. Se deben vaciar cuanto antes o mantener en un ambiente húmedo, porque absorben agua del ambiente y provocan la pérdida de estabilidad dimensional de la impresión. Tienen mayor capacidad de penetración en el surco gingival.

Actividad propuesta 6.4

Investiga por qué el alginato debe vaciarse lo más próximo posible a la toma de impresión e indica las consecuencias que se derivan de un fallo en el proceso.

6.3.2. Materiales para las obturaciones definitivas

A continuación se detallan los materiales utilizados para hacer las obturaciones definitivas:

1. *Amalgama de plata:* es una aleación de mercurio y plata. No tiene adhesión química, sino mecánica, que significa que es el profesional el que tiene que condensarla contra las paredes laterales de la cavidad del diente para que la amalgama se retenga. Se presenta en forma de cápsulas individuales con monodosis preestablecidas o con un sistema de polvo (limaduras de plata) y líquido (mercurio) que se mezclan entre sí. La Comunidad Económica Europea, aplicando el Convenio de Minamata, quiere establecer una eliminación progresiva de la mayor cantidad posible de compuestos con mercurio en su composición. La regulación 2017/852 establece las vías por la que los estados miembros deben cambiar la legislación sobre el mercurio. El reglamento 2017/852 es de aplicación a partir de enero de 2018 y establece lo siguiente:

   a) A partir de 2030 no se podrá aplicar amalgama de plata a los pacientes.
   b) A partir de 2019 será obligatorio el uso de separadores de amalgama en los equipos, que retengan al menos el 95% de las partículas, tanto si se realiza una obturación de amalgama como si se retira.
   c) A partir de julio de 2018 dejó utilizarse amalgama de plata en pacientes con dientes deciduos, menores de 15 años o mujeres embarazadas o en período de lactancia materna.

2. *Composites:* también llamados *resinas compuestas*. Son materiales empleados para las restauraciones estéticas de los dientes anteriores y obturaciones. Actualmente es el material más empleado para los empastes. Están formados por una matriz orgánica y un material inorgánico que actúa como mineral de relleno. La matriz orgánica suele ser Bis-GMA (bisfenol glicidil metacrilato) o UDMA (uretano de metacrilato). Está formada por monómeros que se unen mediante una reacción de polimerización, que se da cuando se aplica luz halógena sobre la resina y forma un polímero. Las partículas de relleno suelen ser minerales como cuarzo, la zirconita y los silicatos de aluminio. Proporcionan dureza, resistencia y disminuyen la contracción del material al endurecerse. En general,

cuanto más grande sea el relleno más resistente será el material y cuanto más pequeño más estético. Para que los composites se unan a las estructuras dentarias, previamente se debe emplear un sistema adhesivo que favorezca la adhesión.

Recuerda

✓ Para que se dé la reacción de polimerización es necesario el empleo de la lámpara de polimerización. Su uso requiere el empleo de gafas protectoras por parte del operador para evitar fotorretinitis (daño en la retina ocular).

Se clasifican según el tamaño de las partículas de relleno en:

a) *Macropartículas:* formados por partículas de 0,1-1 micras. Están en desuso porque presentan numerosas limitaciones como la rugosidad de la superficie o el mal pulido.
b) *Micropartículas:* formados por partículas que miden 0,04 micras. Desde el punto de vista clínico son muy útiles en dientes anteriores y en zonas más estéticas de la boca, donde las fuerzas masticatorias son menores. Presentan un alto grado de traslucidez natural, buen pulido y alta estética dental, por lo que se emplean frecuentemente para las carillas estéticas, aunque son susceptibles de la abrasión y la fractura.
c) *Resinas híbridas:* formadas por una combinación de macro y micropartículas de carga, de forma que las transferencias de tensiones y fuerzas entre las partículas es mejor, lo que confiere unas propiedades únicas y superiores a las demás resinas. Ofrecen resistencia al desgaste, mejor pulido, facilidad de manejo en clínica, mayor resistencia a la fatiga, a la compresión y a la tracción.

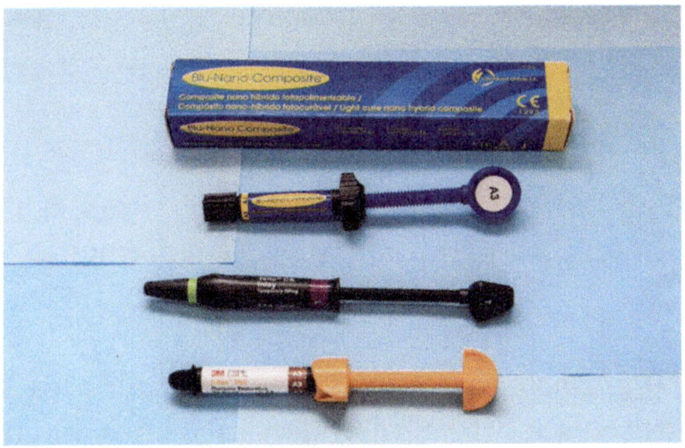

Figura 6.15
Composites

En general los composites se caracterizan por presentar alta resistencia a los cambios térmicos, una elasticidad similar a la del diente, buena radiopacidad, biocompatibilidad y gran resistencia al desgaste. Son fácilmente moldeables. Existen una amplia gama de colores para imitar el color natural del diente, lo que les proporciona un alto nivel estético y funcional. Se emplean en obturaciones y también en fracturas dentales, carillas de composite, reconstrucción de dientes desgastados, cierre de diastemas...

Actividad propuesta 6.5

Investiga en internet o en un catálogo de un depósito dental cuál es el nombre comercial de los composites más usados en odontología y describe sus principales características.

3. *Cementos*: son un grupo variado de materiales que presentan múltiples funciones, entre las que destacan unir dos superficies, servir de base protectora de la cavidad ofreciendo protección pulpar, obturaciones temporales y restauraciones definitivas. Se clasifican en nueve clases:

   a) *Clase I o cementos de óxido de zinc-eugenol*. Son una masilla densa con aplicación como material de obturación temporal en piezas posteriores. La presencia del eugenol inhibe la polimerización de las resinas estéticas. Ejemplo: IRM® (figura 6.16).

   b) *Clase II o cementos de óxido de zinc modificados*. Material de obturación temporal en piezas posteriores, ya que soportan las fuerzas masticatorias durante algún tiempo. Ejemplo: TempBond Kerr® (figura 6.17).

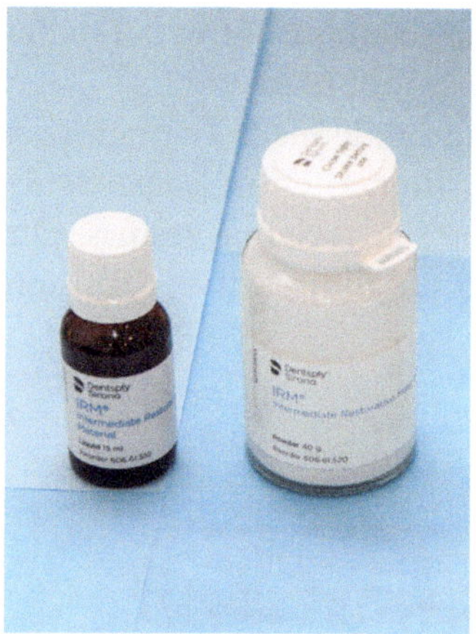

Figura 6.16
Cemento IRM®

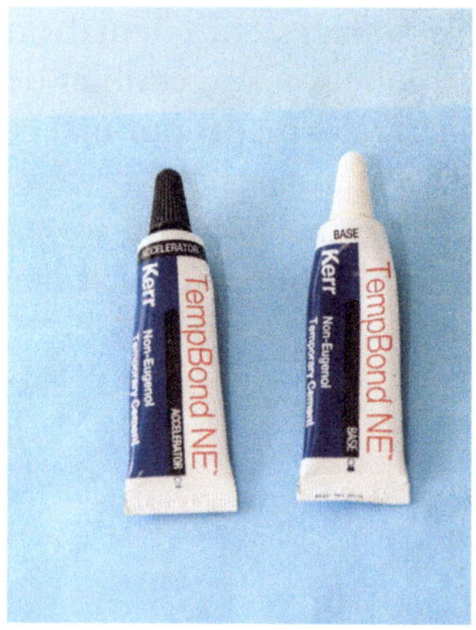

Figura 6.17
Cemento TempBond®

   c) *Clase III o cementos de fosfato de zinc*. Empleados en incrustaciones, coronas, prótesis fija. Ofrecen soporte clínico de varios años, buena rigidez que facilita la retirada de excesos y un tiempo de trabajo adecuado. Sin embargo no son estéticos y existe la posibilidad de que provoquen sensibilidad postoperatoria al inicio del tratamiento. Ejemplo: PhosphaCEM PL®.

   d) *Clase IV o cementos de silicato*: en desuso.

   e) *Clase V o cementos de silicato-fosfato*: combinación híbrida entre los cementos de silicato (polvo) y los cementos de fosfato de zinc.

   f) *Clase VI o cementos de polímeros*: son muy resistentes. Translúcidos, de viscosidad variable y buenos adhesivos. Pueden ser irritantes.

g) *Clase VII o cementos de polocarboxilato de zinc*: poseen gran capacidad adhesiva al tejido dentario, son muy biocompatibles y con efecto anticancerígeno. Ejemplo: Polycarboxylate Cement®.
h) *Clase VIII o cementos polialqueonatos de vidrio*: alta biocompatibilidad, muy buena estética, buena adhesión a estructuras dentarias, efecto anticariogénico y buen sellado. Ejemplo: Miracle Mix Capsule®.
i) *Clase IX o componómeros*: son el resultado de la síntesis de un nuevo biomaterial basado en la química de los polialqueonatos de vidrio combinado con las resinas compuestas. Ejemplo: Dyract Dentsply, Compoglass F®.

Resumen

- El instrumental se clasifica en: instrumentos simples, que se accionan directamente con la mano del operador; instrumentos complejos, que requieren de una fuente de energía externa.
- La organización del instrumental en bandejas específicas para cada procedimiento clínico es fundamental para la agilidad y la calidad del acto odontológico.
- Los materiales empleados para las obturaciones definitivas se clasifican en composites o resinas compuestas y en cementos.
- Los composites se clasifican en función del tamaño de las partículas que lo forman.
- Los cementos poseen distinta composición, según el uso para el que se empleen.

Ejercicios propuestos

1. Enumera cinco instrumentos de un solo componente y haz una breve descripción de cada uno de ellos.
2. Realiza un dibujo de un espejo y de unas pinzas de exploración y señala en cada uno de ellos el mango, el cuello y la parte activa.
3. La mejor forma de aprender a diferenciar el instrumental es observando sus características. Para ello, busca en internet una foto de cada instrumento simple y complejo que se han nombrado en este capítulo y fabrica tu propio cuaderno de instrumental.
4. Caso práctico: imagina que trabajas en una clínica odontológica y el próximo paciente está citado para una limpieza bucodental. Haz un listado del instrumental y material que debes preparar antes de pasar al paciente al gabinete.
5. ¿Qué bandejas de instrumental debes preparar para un paciente que necesita una obturación de composite?
6. Nombra tres procedimientos clínicos en los que sea necesario preparar la bandeja de anestesia.
7. ¿En qué acto odontológico es imprescindible el empleo del dique de goma? Razona tu respuesta.

8. Enumera el material que necesitas para vaciar una impresión de alginato.
9. Busca información en internet sobre el nuevo reglamento que regula el uso de amalgama de plata. Anota los principales cambios que supone para el trabajador de la clínica dental.
10. Investiga en el catálogo de un depósito dental el precio de un composite y de un cemento. ¿Puede ser el precio de los materiales el motivo por el que los tratamientos dentales resultan caros? Razona tu respuesta.

Lee y debate en clase

Temas para debatir:

- ¿Cómo crees que puede afectar el empleo de diferentes anestésicos locales en pacientes con cardiopatía?
- ¿Crees recomendable hacer una buena anamnesis antes de anestesiar a un paciente? Razona tu respuesta.
- ¿En qué medida crees que es necesaria la formación básica en primeros auxilios del personal sanitario de la clínica para situaciones de emergencia derivadas, por ejemplo, de un mal empleo de la anestesia?

En la revista *Actas Odontológicas* aparece un artículo titulado "Contraindicaciones para el uso de vasoconstrictores". En él se explican los problemas derivados del empleo de anestésicos locales con vasoconstrictor en odontología. Lee el artículo (accesible a partir del código QR adjunto) y debate en clase con tus compañeros sobre los temas que te proponemos.

ACTIVIDADES DE AUTOEVALUACIÓN

1. La importancia de conocer, diferenciar y manejar el instrumental y productos empleados en la clínica radica en:
   - ☐ *a)* Agilizar los tiempos de gabinete.
   - ☐ *b)* Optimizar los tiempos de espera del paciente.
   - ☐ *c)* Aumentar la calidad del servicio ofrecido al paciente.
   - ☐ *d)* Todas las opciones anteriores son correctas.

2. ¿Cuál de las siguientes afirmaciones no es correcta?
   - ☐ *a)* El instrumental simple se acciona directamente por la mano del operador.
   - ☐ *b)* El sistema de apertura y cierre del instrumental es propio del instrumental complejo.
   - ☐ *c)* Los instrumentos dinámicos son aquellos que requieren una fuente de energía externa.
   - ☐ *d)* La turbina y el micromotor son instrumental rotatorio.

3. Indica cuál de los siguientes instrumentos es de un solo componente:
   - ☐ *a)* Escoplo o cincel.
   - ☐ *b)* Bruñidor.
   - ☐ *c)* Bisturí.
   - ☐ *d)* Todas las opciones anteriores son correctas.

4. De los siguientes elementos, indica cuál debería estar en la bandeja de exploración:
   - ☐ *a)* Instrumento de bola.
   - ☐ *b)* Pinza portaclamps.
   - ☐ *c)* Jeringa de anestesia.
   - ☐ *d)* Sonda periodontal.

5. De los siguientes compuestos, indica cuál se emplea como material de elección en una obturación estética:
   - ☐ *a)* Cemento.
   - ☐ *b)* Poliéter.
   - ☐ *c)* Resina compuesta.
   - ☐ *d)* Alginato.

6. Señala cuál de las siguientes afirmaciones es verdadera:
   - ☐ *a)* El alginato es el único material empleado para la toma de impresiones en pacientes con cardiopatía.
   - ☐ *b)* La reacción química del alginato es reversible transcurridos 1-2 segundos.
   - ☐ *c)* La impresión de alginato es el negativo de la boca del paciente.
   - ☐ *d)* El alginato se emplea poco en la clínica debido a la dificultad de su manejo.

7. ¿Cuál de los siguientes instrumentos es estático?
   - ☐ *a)* Alicates.
   - ☐ *b)* Cureta de sondaje.
   - ☐ *c)* Fórceps.
   - ☐ *d)* Las opciones *b)* y *c)* son correctas.

8. Las resinas compuestas se diferencian entre ellas por:
   - ☐ *a)* El color de las micropartículas de relleno que lo forman.
   - ☐ *b)* El color y el tamaño de las micropartículas de relleno que lo forman.
   - ☐ *c)* El tamaño y el grado de translucidez natural.
   - ☐ *d)* Ninguna de las opciones anteriores es correcta.

9. Los cementos y composites se valoran según su:
   - ☐ *a)* Biocompatibilidad.
   - ☐ *b)* Nivel estético.
   - ☐ *c)* Resistencia.
   - ☐ *d)* Todas las opciones anteriores son correctas.

10. Los composites están formados por:
   - ☐ *a)* Matriz orgánica y matriz inorgánica.
   - ☐ *b)* Matriz orgánica y Bis-GMA.
   - ☐ *c)* Matriz inorgánica y minerales.
   - ☐ *d)* Cuarzo, zirconita y silicatos de aluminio.

SOLUCIONES:

1. d
2. b
3. d
4. d
5. c
6. c
7. d
8. d
9. d
10. a

7

Organización de la adquisición y el almacenamiento de material e instrumental

Objetivos

- ✓ Tener una eficiente capacidad de gestión en compras y pedidos para optimizar los recursos de la clínica dental.
- ✓ Conocer los principales documentos derivados de la realización de pedidos.
- ✓ Estar capacitado para organizar un almacén sanitario.
- ✓ Tener conocimiento de los principales impuestos que afectan a una clínica dental.
- ✓ Conocer los principales riesgos a los que está expuesto el profesional sanitario relacionados con el uso y la manipulación de ciertos productos, así como las precauciones que se deben tener.

Mapa conceptual

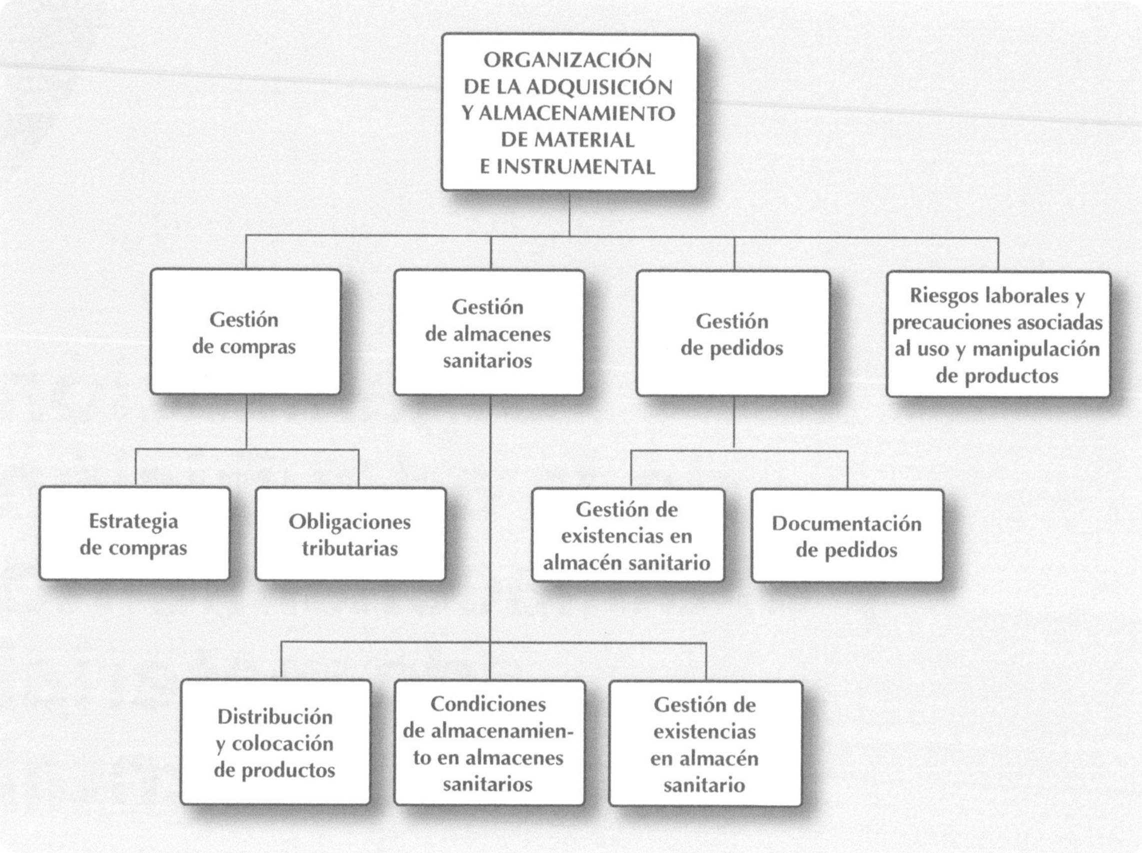

Glosario

Albarán. Nota de entrega en la que figuran las mercancías que incluye el pedido.

Gestión. Conjunto de acciones que se realizan para dirigir un proceso o empresa.

Inventario. Relación detallada y ordenada de los productos que se guardan en el almacén.

IVA. Impuesto sobre el valor añadido.

Lábil. Material que cambia o que es poco estable.

Proveedor. Persona o empresa que abastece a otra de los productos o servicios necesarios para un fin determinado.

Stock. Conjunto de mercancías, productos o materiales que se tienen almacenados en el almacén sanitario en espera de su uso o venta.

7.1. Gestión de compras

Desde un punto de vista mercantil, hay que tener en cuenta que una clínica dental no es otra cosa que una empresa. Por desgracia, en los planes de estudio de las facultades de Odontología no se incluye formación empresarial específica, por lo que resulta esencial que el odontólogo y su equipo reciban formación adicional sobre aspectos tan importantes como contabilidad, plan de negocio o rentabilidad.

7.1.1. Estrategia de compra

En este aparatado se va a tratar un asunto fundamental para el buen funcionamiento de una clínica odontológica: la gestión de compras y de *stocks*. Es importante conocer estos términos y su importancia, ya que están directamente con la rentabilidad de la clínica y la calidad del servicio ofrecido al paciente. El éxito consiste en encontrar el equilibrio que existe en tener la cantidad mínima de productos en *stock* que permitan llevar a cabo el servicio médico completo, sin que exista falta de ninguno de los productos necesarios para tal fin. En este equilibrio influyen variables como los tiempos de caducidad de los productos, el tiempo de entrega de los proveedores o el espacio disponible en el almacén.

A diferencia de las clínicas dentales pequeñas, en las que el responsable de compras suele ser el propio odontólogo o algún miembro del personal auxiliar, en las clínicas grandes existe un responsable de compras. En ambos casos, ya sea el propio odontólogo o una persona encargada, es fundamental tener procesos definidos y automatizados para reducir los tiempos y los errores humanos.

En la actualidad, la mayoría de las clínicas basan su estrategia de negocio en el aumento del volumen de facturación para conseguir mayores beneficios. Sin embargo, con frecuencia se olvidan de que las compras de material representan un porcentaje importante en el total de los gastos de la clínica, por lo que es importante dedicar un tiempo para definir la estrategia de compras que permita mejorar la cuenta de resultados. Por ello, se definen cuatro parámetros sobre los que se debe actuar con el objetivo de aumentar las ganancias finales. Esos parámetros son:

1. *Controlar el stock:* establecer las necesidades de compra de forma que se compre la cantidad óptima que permita desarrollar la actividad tal y como está planificada, sin adquirir cantidades mayores a las necesarias, lo cual generaría un sobrecoste.
2. *Planificar partiendo de la agenda:* las compras se deben planificar con antelación suficiente para poder atender a los pacientes citados en la agenda. Un error muy común y que genera impresión de mala calidad del servicio es no poder realizar un tratamiento o no poder terminarlo por no disponer del material necesario en la clínica.
3. *Seleccionar los proveedores:* no se debe elegir un proveedor solo por el precio competitivo de sus productos, sino que es igual de importante fijarse en otros factores como la política de devoluciones, el cumplimiento de las fechas de entrega, las condiciones de pago, etc.
4. *Protocolizar el proceso de compras:* es necesario sistematizar un proceso que controle desde la entrada de material hasta el pago de este, así como definir la persona encargada de hacerlo.

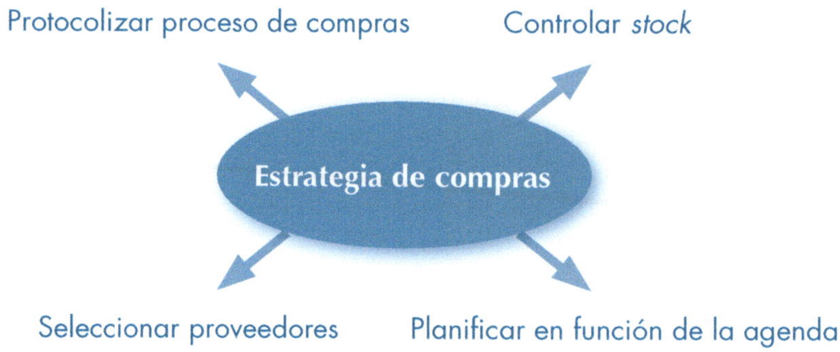
Protocolizar proceso de compras
Controlar *stock*
Estrategia de compras
Seleccionar proveedores
Planificar en función de la agenda

Figura 7.1
Estrategia de compras

Actividad propuesta 7.1

Diseña un plan de compras para tu clínica dental citando los principales puntos sobre los que se debe actuar y explícalo ante tus compañeros.

7.1.2. Obligaciones tributarias

Iniciar una actividad económica empresarial o profesional origina un conjunto de obligaciones fiscales. Estas actividades pueden realizarse por personas físicas (autónomos), personas jurídicas (entidades mercantiles) o por entidades sin personalidad jurídica (herencias yacentes o comunidades de bienes).

Con carácter general, las clínicas dentales deben tributar por los siguientes impuestos:

1. *Impuesto sobre actividades económicas (IAE):* es un impuesto gestionado por el ayuntamiento que grava de forma directa la realización de cualquier actividad económica. Su importe es constante, independientemente del balance de la actividad.
2. *Impuesto sobre la renta de las personas físicas (IRPF):* es el impuesto que grava la renta obtenida en un año natural por las personas físicas residentes en España.
3. *Impuesto de sociedades:* es el impuesto que recae sobre los beneficios obtenidos por las sociedades.
4. *Impuesto sobre el valor añadido (IVA):* es un impuesto que deben pagar los consumidores al Estado por el uso de un determinado servicio o la adquisición de un bien. Están sujetas al IVA las entregas de bienes y prestaciones de servicios realizadas en territorio de aplicación del impuesto por empresarios o por el profesional, en el desarrollo de su actividad económica. Existen actividades exentas de IVA como la asistencia a personas físicas por profesionales médicos y servicios sanitarios entre otras.

Actividad propuesta 7.2

Investiga los porcentajes de IVA aplicados a la compra de un micromotor, la compra de un local comercial o la contratación del servicio de recogida de residuos.

7.2. Gestión de almacenes sanitarios

Un almacén sanitario es el espacio físico que recoge los materiales necesarios para la realización de un procedimiento clínico. En el almacén sanitario se compran, se depositan y se distribuyen los diferentes materiales sanitarios a las distintas áreas o gabinetes, y es el auxiliar quien se encarga de controlar las existencias, las fechas de caducidad y el buen estado de los materiales almacenados.

7.2.1. Distribución y colocación de productos. Sistemas de almacenamiento

Dentro del material sanitario que existe en un almacén hay que distinguir entre los medicamentos o fármacos y los productos sanitarios. Se define medicamento o fármaco como la sustancia química empleada para prevenir, diagnosticar y tratar enfermedades. Un producto sanitario son los equipos, los dispositivos, los materiales, el instrumental y otros artículos necesarios para la atención médica del paciente.

Cuadro 7.1
Distribución y colocación de productos

Según uso y duración	Según valor económico	Según condiciones de almacenamiento
Material fungible Material inventariable	Grupo A Grupo B Grupo C	Con condiciones especiales Sin condiciones especiales

Como se expone en el cuadro 7.1, existen diferentes formas de distribuir y ordenar el almacén, según las diferentes clasificaciones del material, de la manera que se explica a continuación:

A) *Según su uso y duración*

Según el uso y duración de los materiales, el almacén se puede distribuir y ordenar agrupado en:

1. *Material fungible* es aquel material que se agota o se estropea después de un corto período de uso. Puede ser desechable, que solo permite un uso (por ejemplo: los guantes, la cánula de aspiración) o reutilizable, que permite varios usos (aunque se debe reponer después de un corto periodo de tiempo).
2. *Material inventariable* es aquel que con el paso del tiempo y debido al uso puede deteriorarse. Incluye los equipos. Por ejemplo: el motor de implantes, el equipo de rayos X.

B) Según su valor económico

Según el valor económico de los materiales, el almacén se puede distribuir y ordenar agrupado en:

1. *Grupo A:* incluye material de elevado coste que se almacena en pequeñas cantidades, ya que supone un elevado porcentaje del coste total del almacén. Por ejemplo: los implantes dentales.
2. *Grupo B:* incluye material de precio medio que se almacena en cantidades medias. Por ejemplo: los composites.
3. *Grupo C:* incluye material de bajo coste que se almacena en grandes cantidades, porque su consumo es muy alto. Suponen un porcentaje muy bajo del coste total del almacén. Por ejemplo: las servilletas, los guantes.

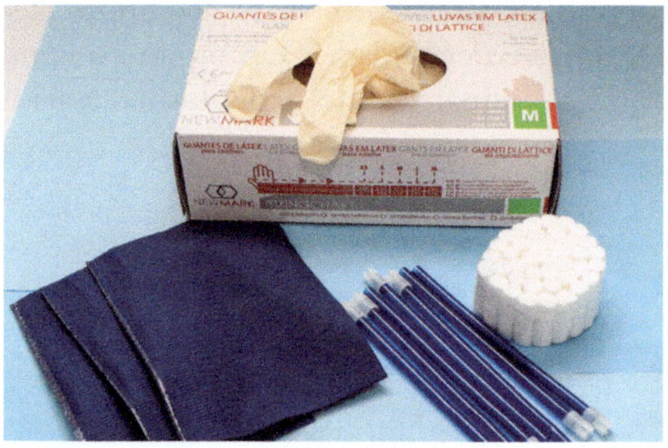

Figura 7.2
Ejemplos de material fungible

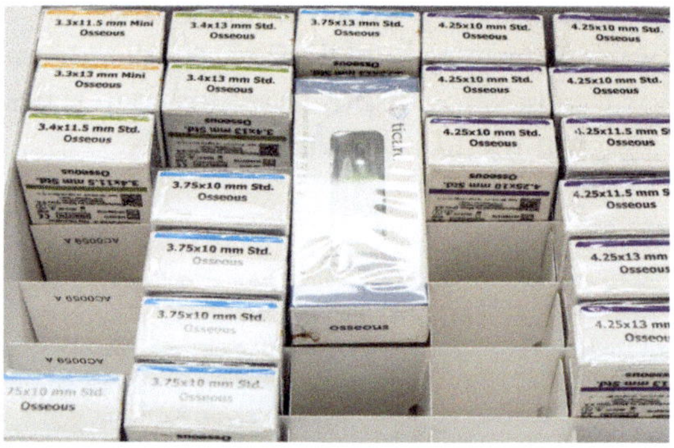

Figura 7.3
Implantes pertenecientes al grupo A

C) Según las condiciones requeridas de almacenamiento

Según las condiciones requeridas de almacenamiento de los materiales, el almacén se puede distribuir y ordenar agrupado en:

1. *Con condiciones especiales:* el producto se altera si se modifican las condiciones de almacenamiento. Puede ser en primer lugar material lábil, ya sea termolábil (sensible a la luz), o fotosensible (sensible a la luz directa, por lo que se debe guardar en envases opacos). En segundo lugar, material estéril, que mantiene la esterilidad gracias a envases o envoltorios estancos.

2. *Sin condiciones especiales:* únicamente requieren condiciones de limpieza, temperatura y humedad adecuadas.

Actividad propuesta 7.3

Cita tres ejemplos de cada uno de los siguientes apartados:

- Material fungible.
- Material del grupo B.
- Material que requiere condiciones especiales de almacenamiento.

Dependiendo de las características de los productos y de las dimensiones del almacén existen diferentes modalidades de almacenamiento (figura 7.4):

- Estanterías de metal: se colocarán en los niveles inferiores los materiales de mayor peso y volumen para dar mayor estabilidad a la estructura.
- Soportes de madera (palés), cuando el material ocupa un volumen muy grande. Más frecuente en almacenes hospitalarios.
- En contenedores de diferentes formas y tamaños, según el material que alberguen.
- En compartimentos y colocados a granel. Es decir, sin envases.
- En bloque: unos encima de otros, con sus envases.
- Estibados: los materiales que se descolocan fácilmente por su forma esférica o cilíndrica se colocan sujetos por un sistema adecuado, como por ejemplo cajas o bolsas.

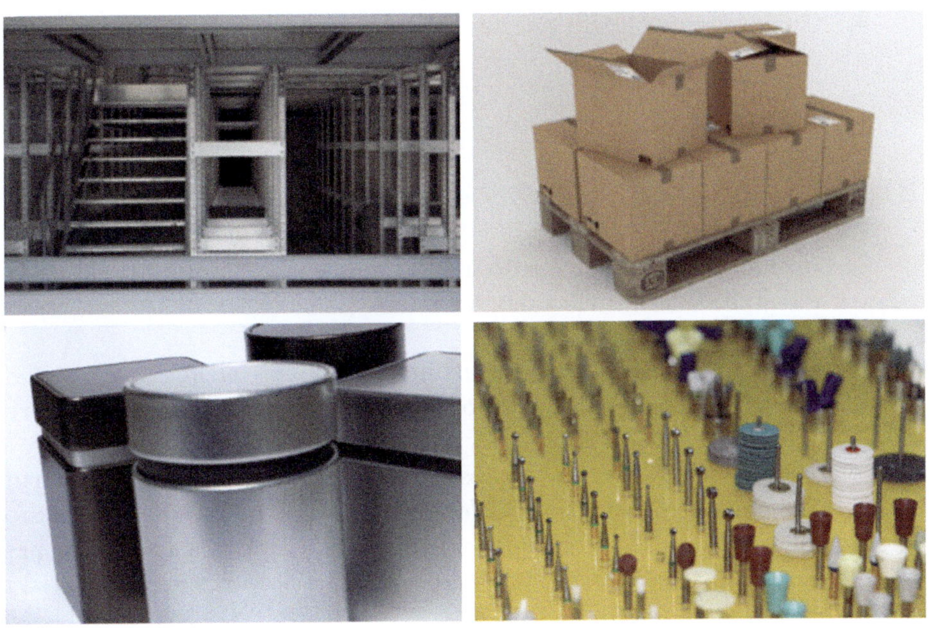

Figura 7.4 Diferentes modalidades de almacenamiento adecuadas al tipo de producto

PARA SABER MÁS

Los materiales inflamables se colocan de forma escalonada, en niveles, para facilitar el control de los productos, porque unos estantes no tapan a los otros.

7.2.2. Condiciones de almacenamiento de productos en almacenes sanitarios

En general se considera que el almacén no debe presentar riesgos eléctricos ni vibraciones que puedan alterar los materiales. La temperatura, la ventilación y la humedad deben ser adecuadas, así como las condiciones de limpieza del almacén. Anualmente se procede a programas de desratización y desinsectación.

A) *Condiciones de almacenamiento de material estéril*

Para preservar el estado de esterilidad de los materiales se recomienda:

1. Comprobar que los indicadores de esterilización han virado de color.
2. El envoltorio debe llevar la fecha del envasado y caducidad, y debe encontrarse en perfecto estado.
3. Los estantes donde se almacenan deben ser de rejilla para evitar el acúmulo de polvo. Cuando no es posible, se recomienda que sean cajones o armarios cerrados.
4. Cualquier envoltorio que se encuentre roto o con desperfectos se debe considerar no estéril.

B) *Condiciones de almacenamiento para material peligros*

Se considera material peligroso a todo aquel que supone un riesgo para la salud, y debe guardarse bajo llave. Entre ellos destacan:

1. *Medicamentos de control especial:* incluyendo los fármacos estupefacientes (disminuyen el nivel de conciencia y el dolor, pero provocan adición) y los fármacos psicotrópicos (tienen efecto sobre las capacidades psíquicas del paciente). Entre ellos se encuentran los ansiolíticos, los inhibidores selectivos de la serotonina y los fármacos anestésicos.
2. *Sustancias explosivas e inflamables:* deben estar situadas lejos del cuadro eléctrico y se debe disponer de extintores homologados y sometidos a revisiones periódicas. Entre ellas destaca el alcohol de 96° o el espray de lubricante para el material rotatorio.

C) Condiciones de almacenamiento de material caducado o defectuoso

Los productos caducados o defectuosos deben almacenarse en un lugar separado del resto para evitar confusiones. En el caso de fármacos caducados se depositarán en el punto SIGRE de la farmacia y el resto se eliminará siguiendo las normas de eliminación de residuos propias del centro sanitario.

Actividad propuesta 7.4

Enumera las principales características que debe cumplir el almacenamiento de material estéril. Entre los alumnos que tengan experiencia en clínica, pueden comentar si estas condiciones se cumplen en la práctica real.

7.2.3. Gestión de existencias en el almacén sanitario. Documentos del almacén

La gestión de existencias nos permite conocer y controlar la cantidad de material de cada clase que está disponible en el almacén. Básicamente, el control de existencias se hace mediante dos tipos de documentos: las fichas de almacén y el inventario.

Las *fichas de almacén* actualmente son parte del programa informático de gestión de la clínica. En ellas se anotan las entradas y salidas de los diferentes materiales, de forma que sea fácil saber cuántas unidades de determinados productos quedan almacenadas.

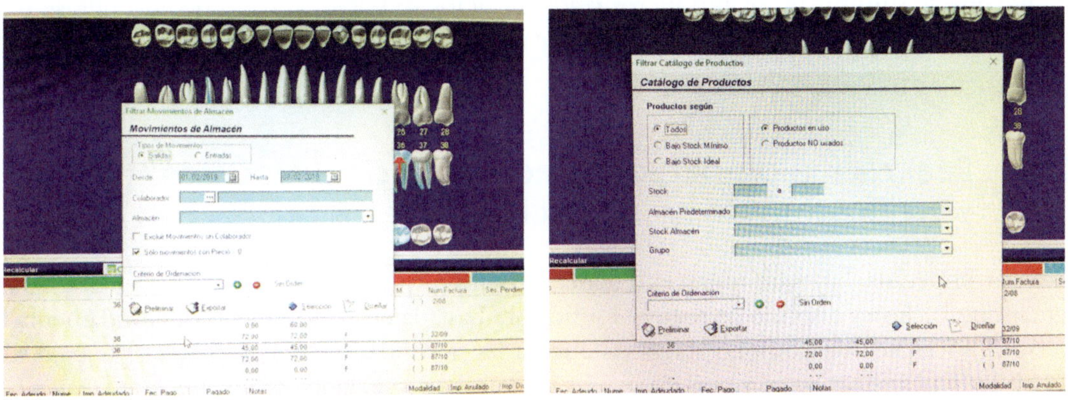

Figura 7.5
Ejemplo de programa informático de gestión de almacén

El *inventario* es el proceso por el cual se revisan a mano todos los materiales almacenados para detectar los que hayan caducado, deteriorado o los que ya no tienen uso. Además tiene una utilidad importante, que es la de verificar que las existencias registradas en las fichas se encuentran realmente en el almacén. Existen diferentes tipos de inventario:

1. *Inventario anual:* se realiza una vez al año. No es muy práctico para el funcionamiento de una clínica dental.
2. *Inventario permanente:* se realiza cada día y se registran los movimientos de los productos que se han empleado durante la jornada. Es práctico en las clínicas pequeñas, pero es complicado si existen muchos movimientos de almacén.
3. *Inventario rotativo:* se realizan inventarios parciales con diferentes frecuencias según sea el material. El material del grupo A se revisará quincenalmente, el del grupo B trimestralmente y el del grupo C anualmente. Este modelo se puede ajustar a las necesidades de cada clínica en particular.

www

Recurso web

En el enlace al que puedes acceder a través del código QR adjunto podrás encontrar toda la información necesaria sobre cómo gestionar una clínica dental, explicado desde un punto de vista muy práctico. Te va a resultar muy útil para el conocimiento integral del funcionamiento de la clínica.

7.3. Gestión de pedidos

Un pedido es una petición de compra que la clínica dental realiza a un proveedor o empresa para que este le suministre los productos o los servicios solicitados. Todo pedido que se realiza desde la clínica (ya sea telefónicamente o por *e-mail*) genera una serie de documentos.

7.3.1. Realización de pedidos, recepción de productos y verificación de las condiciones de los productos

Al realizar el pedido hay que tener en cuenta el tiempo que tarda el proveedor en entregarlo y asegurar que la clínica dispone de material suficiente hasta la entrega. Para ello, es fundamental que la persona encargada de compras tenga en cuenta las necesidades generadas por el trabajo diario de la clínica y planificar las compras necesarias para abastecerse de los productos que faltan sin que llegue a darse el caso de no poder realizar un procedimiento por falta de alguno de los materiales. Por ello es tan importante gestionar el plazo de entrega de cada proveedor. Una vez establecidas las necesidades y el tiempo de entrega, se recomienda buscar las mejores ofertas para ese producto o servicio, mediante la consulta en catálogos comerciales, a través de visitas de los proveedores, informando de las novedades que ofrecen o realizando un estudio de mercado de un producto concreto.

Una vez realizado el pedido se espera a su llegada. En ese momento, la propiedad de las mercancías pasa del vendedor al comprador, en este caso, la clínica. Es importante porque es el momento en que se verifica que los productos recibidos coinciden con los que figuran en el albarán. Si los productos recibidos no coinciden, se procede a la devolución del producto siguiendo las indicaciones del vendedor.

En el caso de que los productos recibidos sean los esperados y que se encuentren en correctas condiciones, se procede a ordenarlos según sus características en el almacén, hasta su posterior uso.

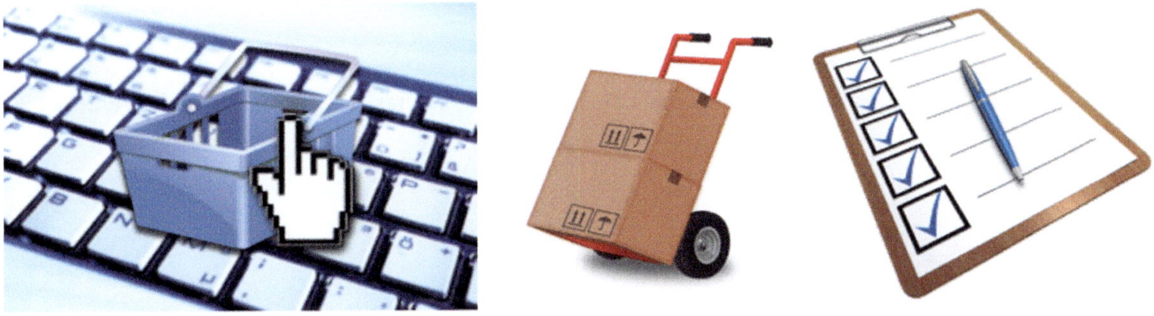

Figura 7.6
Realización del pedido, recepción y verificación

INTERESANTE

Ejemplo: una clínica hace un pedido a un depósito dental solicitando algunos materiales. Al día siguiente el depósito dental entrega el pedido acompañado por un albarán (documento en el que se indica los productos que se incluyen en el envío), pero sin incluir los precios de cada uno de ellos. Una vez comprobado que el contenido del envío es el mismo que figura en el albarán, se verifica que cumple con la calidad esperada y las condiciones estipuladas en el acuerdo de compraventa. En el caso de que sean correctas, se procede a ordenar el pedido en el almacén. Pasados 5-7 días, el depósito dental enviará la factura a la clínica con los datos económicos y de pago.

Actividad propuesta 7.5

En grupos de 3-4 alumnos cread un pedido imaginario y representad todos los pasos que se deben seguir, desde que se anotan los productos que faltan hasta que se recibe el pedido.

7.3.2. Documentos de pedidos

Cualquier proceso de compraventa requiere el uso de diferentes documentos. Los documentos que se generan en un pedido son el albarán y la factura. No existen modelos oficiales, por lo que su diseño varía según la empresa y sus especificaciones:

1. *Albarán:* es aquel documento que acompaña al pedido en el momento de su entrega al comprador. Constituye la prueba que acredita la entrega del material al comprador, por ello es recomendable comprobar que los productos que figuran en el documento son los que se habían pedido y los que están incluidos en el envío. No es un documento de uso obligatorio. En el albarán deben figurar los siguientes datos:

   a) Numeración: código único para cada albarán emitido.
   b) Fecha de albarán.
   c) Datos del cliente.
   d) Cuerpo del albarán: indica los artículos que se envían, las cantidades y las referencias de estos.

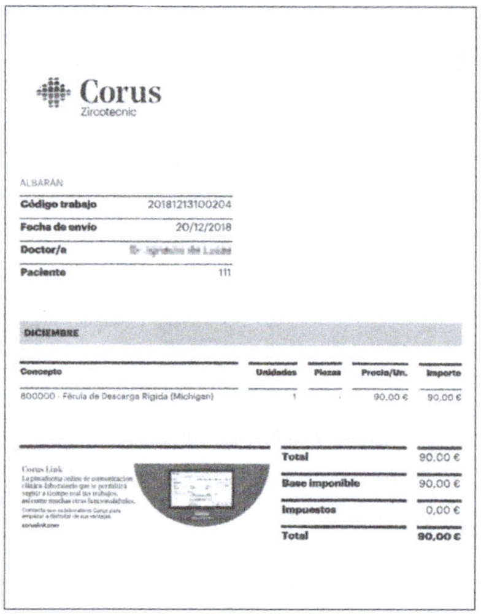
Corus
Zircotecnic

ALBARAN

Código trabajo	20181213100204
Fecha de envío	20/12/2018
Doctor/a	[illegible]
Paciente	111

DICIEMBRE

Concepto	Unidades	Piezas	Precio/Un.	Importe
800000 · Férula de Descarga Rígida (Michigen)	1	·	90,00 €	90,00 €

Corus Link

Total	90,00 €
Base imponible	90,00 €
Impuestos	0,00 €
Total	90,00 €

Figura 7.7
Albarán de laboratorio a clínica odontológica

RECUERDA

✓ Es importante recordar que el albarán es un documento de envío de mercancía y que no hace referencia a la valoración económica del pedido.

2. *Factura:* es el documento que el vendedor entrega al comprador y que acredita que ha realizado una compra o la prestación de un servicio por el importe reflejado en este. Es un documento de compraventa legal, y todos los empresarios o profesionales están obligados a expedirlo. En la factura debe aparecer:

   a) Numeración correlativa.
   b) Datos del vendedor y del comprador.
   c) Detalle de los productos o servicios suministrados.
   d) Precios unitarios.
   e) Precios totales.
   f) Descuentos.
   g) Impuesto sobre el valor añadido (IVA).

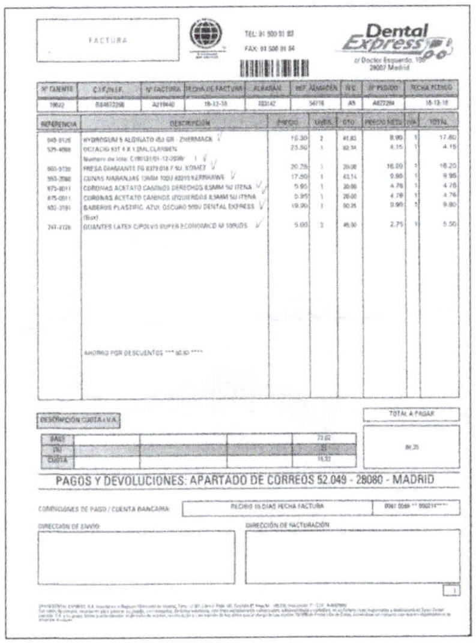

Figura 7.8
Factura de laboratorio a clínica dental

Toma nota

Los servicios prestados en odontología están exentos de IVA según el artículo 20.1.5 de la Ley 37/992. Por ello, los pacientes no pueden emplear la factura de sus tratamientos odontológicos para desgravarse el IVA, aunque en cualquier caso es recomendable entregar la factura a cada paciente.

La factura se considera el justificante fiscal de la entrega de un producto o servicio y el único documento que le da al receptor o comprador el derecho a la deducción del IVA. Existen diferentes tipos de facturas:

1. *Ordinaria:* son aquellas que reflejan la entrega de productos o prestación de servicios, junto con los impuestos aplicables y los precios.
2. *Rectificativa:* incluyen correcciones de una o más facturas anteriores, o bien devoluciones de productos o envases. También se llaman facturas de abono y sirven para subsanar un error en la factura ordinaria.
3. *Recapitulativa:* son aquellas que agrupan facturas o albaranes de entrega de un periodo determinado. Para que esta factura tenga validez legal se han de anular las anteriores.
4. *Proforma:* es una factura que no tiene validez legal. Se emplea como borrador previo a la factura. Es un documento acreditativo del acuerdo entre comprador y vendedor.
5. *Electrónica:* es aquella que se expide y se recibe en formato electrónico. Tiene los mismos efectos que la factura en papel. Las ventajas de las facturas electrónicas son:

   a) Acortan los ciclos de tramitación.
   b) Reducen los errores humanos.
   c) Eliminan los costes de impresión y de envío postal.
   d) Permiten un acceso más ágil, rápido y fácil a las facturas almacenadas.
   e) Se reduce drásticamente el espacio necesario para almacenarlas.

f) Mejoran el servicio al cliente: eliminan el consumo de papel y su trasporte, con el consiguiente efecto positivo sobre el medio ambiente.
g) Contribuyen a la modernización de la economía y al desarrollo de la sociedad de la información.

PARA SABER MÁS

Las facturas están reguladas por el Real Decreto 1619/2012, de 30 de noviembre, por el que se aprueba el reglamento por el que se regulan las obligaciones de la facturación. Este reglamento establece las normas que deben cumplir obligatoriamente las facturas, tanto en formato papel como en formato electrónico.

7.4. Riesgos laborales y precauciones asociadas al uso y manipulación de productos

En los almacenes sanitarios es preciso seguir una serie de normas, con el objeto de evitar o reducir los riesgos asociados a la manipulación de los productos sanitarios que guardan. En cada clínica odontológica debe existir un plan de prevención de riesgos, que incluye el almacenamiento de los productos sanitarios.

Aunque en el capítulo 8 se abordan de forma amplia los riesgos laborales en la clínica bucodental, dejamos aquí una relación de las normas básicas de actuación para evitar accidentes y otros riesgos en los lugares de almacenamiento de productos:

1. Evitar apilamientos excesivos de material.
2. Reducir al mínimo los *stocks* para evitar la acumulación de productos.
3. Establecer la colocación de los productos según sus características (inflamables, corrosivos...).
4. Utilización de estanterías metálicas en vez de armarios de madera.
5. Dejar espacio suficiente en los pasillos para garantizar el paso del personal y mercancías sin que exista riesgo físico.
6. Adecuada ventilación para evitar enfermedades respiratorias de los trabajadores.
7. Existencia de frigoríficos para guardar material que necesite conservación en frío.
8. Detectores de fugas.
9. Medidas de extinción de incendios.
10. Adecuada señalización.

Actividad propuesta 7.6

Realiza una búsqueda en internet de alguna noticia que haya salido en prensa relacionada con los riesgos laborales asociados a la manipulación y al uso de productos de la clínica dental.

Resumen

- Una clínica dental debe ser considerada una empresa. Por ello es imprescindible controlar el *stock* y las compras, realizar el inventario del almacén o gestionar las devoluciones de pedidos, con el fin de optimizar la rentabilidad del negocio.
- Los almacenes sanitarios albergan multitud de productos, que deben ser ordenados y clasificados siguiendo un orden estricto que facilite el trabajo del personal de la clínica.
- La documentación derivada del proceso de compraventa de materiales, así como el conocimiento de los impuestos que afectan a la clínica dental, son fundamentales para el buen funcionamiento del negocio.
- El personal que trabaja en la clínica debe conocer las normas de protección y los riesgos laborales a los que está expuesto para evitar lesiones asociadas al uso y manipulación de los productos.

Ejercicios propuestos

1. Diseña una hoja de control de *stock* que facilite el trabajo al encargado de compras.
2. El orden de un almacén sanitario es fundamental para facilitar el trabajo de los responsables del almacén. Piensa de qué maneras es posible ordenar el *stock* en una clínica dental. Pon ejemplos y razona tu respuesta.
3. Caso práctico:

   Trabajas en una clínica dental y te han encargado realizar un pedido de material fungible. Dispones de varios catálogos de diferentes casas comerciales con diferentes marcas y precios. Indica paso a paso cuál sería el proceso desde que te dan la orden de hacer el pedido hasta que lo recibes en la clínica.
4. Caso práctico:

   Imagina que trabajas en una clínica odontológica y el próximo paciente está citado para una cirugía implantológica. Indica qué consecuencias tendría que durante la cirugía el auxiliar se diese cuenta de que falta en *stock* algún material.
5. En un catálogo de un depósito dental encuentras una oferta muy buena de vasos de plástico, pero te obliga a comprar 2.000 unidades. ¿Crees que sería interesante aprovecharla? Razona tu respuesta.
6. Busca en internet catálogos de diferentes depósitos dentales y haz una comparativa de precios entre: cajas de guantes, carpules de anestesia y espejos de exploración.
7. Razona qué relación existe entre un error en el control, de *stock* del almacén y la caducidad de los productos almacenados allí. ¿Cómo crees que podría solucionarse el problema?
8. Busca en tu casa alguna factura de la luz, agua o el móvil y estúdiala para confirmar que incluye los datos del comprador y del vendedor, así como el porcentaje de IVA que se aplica. Observa en qué medida aumenta el precio del producto para el consumidor una vez añadido el IVA.

9. Piensa las ventajas e inconvenientes que tienen en una clínica dental la realización de los diferentes tipos de inventarios: anual, permanente o rotativo. Contrasta tu opinión con el resto de los compañeros.
10. Actualmente, las personas y las compras van unidas. Analiza el cambio que ha supuesto internet en el proceso de compras y cómo afecta a la sociedad de hoy en día.

Lee y debate en clase

Temas para debatir:

- ¿Crees que es una medida efectiva empleada de forma única?
- ¿Cuál es el problema real que se esconde detrás de un *stock* mal gestionado?
- ¿Qué otras medidas se pueden poner en práctica en momentos en los que la clínica tenga menos ingresos?

En el artículo "Reducción de *stocks* en tiempos de crisis" se explica cómo las empresas emplean la reducción del *stock* como herramienta para disminuir sus gastos. Lee el artículo completo (accesible a partir del código QR adjunto) y debate en clase sobre los temas propuestos.

Actividades de autoevaluación

1. ¿Qué debe ofrecer el proveedor de productos de la clínica dental?
   - ☐ *a)* Un precio con descuento a sus clientes.
   - ☐ *b)* Un precio competitivo a sus productos.
   - ☐ *c)* Un catálogo con ofertas y novedades.
   - ☐ *d)* Un descuento en función del volumen de compra.

2. Las condiciones de almacenamiento del material estéril requieren:
   - ☐ *a)* Que el almacén cumpla condiciones de esterilidad.
   - ☐ *b)* Que el material estéril se manipule con guantes estériles.
   - ☐ *c)* Que las condiciones de almacenamiento sean especiales.
   - ☐ *d)* Que el almacén esté a una temperatura y grado de humedad determinados.

3. Los materiales defectuosos o caducados:
   - ☐ *a)* No deben almacenarse nunca en al almacén sanitario.
   - ☐ *b)* Pueden tratarse como residuos sanitarios y eliminarse en la basura convencional.
   - ☐ *c)* Se almacenan junto al resto de productos hasta que se procede a su eliminación.
   - ☐ *d)* Todas las opciones anteriores son falsas.

4. Indica cuál de los siguientes datos no es obligatorio que aparezca en las facturas:
   - ☐ *a)* Lugar y fecha de emisión.
   - ☐ *b)* CIF del comprador y del vendedor.
   - ☐ *c)* Porcentaje de IVA aplicado.
   - ☐ *d)* Número de albarán que la precede.

5. La realización de un pedido puede hacerse:
   - ☐ *a)* Por teléfono.
   - ☐ *b)* Por *e-mail.*
   - ☐ *c)* Personalmente a un comercial.
   - ☐ *d)* Todas las opciones anteriores son correctas.

6. Para mejorar la facturación de una clínica dental, indica sobre qué aspectos se debe incidir:
   - ☐ *a)* Planificar las compras en función de la agenda.
   - ☐ *b)* Hacer protocolos sobre el proceso de compra.
   - ☐ *c)* Seleccionar los proveedores.
   - ☐ *d)* Todas las opciones anteriores son correctas.

7. El material sanitario se puede clasificar según su valor económico. Indica cuál de las siguientes afirmaciones no es correcta:
   - ☐ *a)* El grupo A supone un alto porcentaje del coste total del almacén.
   - ☐ *b)* El grupo A se almacena en pequeñas cantidades debido a su elevado coste.
   - ☐ *c)* El grupo A se consume frecuentemente, por lo que siempre debe existir *stock* en el almacén.
   - ☐ *d)* El grupo A incluye materiales como implantes, aditamentos y biomateriales.

8. El inventario de una clínica dental se lleva a cabo:
   - ☐ *a)* Trimestralmente.
   - ☐ *b)* Anualmente.
   - ☐ *c)* Diariamente.
   - ☐ *d)* Varía según el modelo de clínica.

9. La factura en la clínica dental es:
   - ☐ *a)* Un documento legal de uso obligado.
   - ☐ *b)* Un documento similar al albarán, pero que llega unos días después.
   - ☐ *c)* Un documento en el que queda reflejado el IVA.
   - ☐ *d)* Las opciones *a)* y *c)* son correctas.

10. Las medidas de prevención de riesgos en el almacén:
    - ☐ *a)* Únicamente afectan a los trabajadores.
    - ☐ *b)* No son responsabilidad del empresario.
    - ☐ *c)* Afectan por igual al trabajador y al empresario.
    - ☐ *d)* Ninguna de las opciones anteriores es correcta.

SOLUCIONES:

	a	b	c	d
1.	a	**[b]**	c	d
2.	a	b	**[c]**	d
3.	a	b	c	**[d]**
4.	a	b	c	**[d]**
5.	a	b	c	**[d]**
6.	a	b	c	**[d]**
7.	a	b	**[c]**	d
8.	a	b	c	**[d]**
9.	a	b	c	**[d]**
10.	a	b	**[c]**	d

8

Aplicación de normas de prevención de riesgos laborales y protección ambiental

Objetivos

- ✓ Clasificar los diferentes factores de riesgo que se dan en la consulta.
- ✓ Valorar la seguridad en las clínicas dentales.
- ✓ Comprender los diferentes sistemas de protección y prevención.
- ✓ Diferenciar las diferentes situaciones de emergencia.
- ✓ Aprender a identificar los residuos y su gestión.

Mapa conceptual

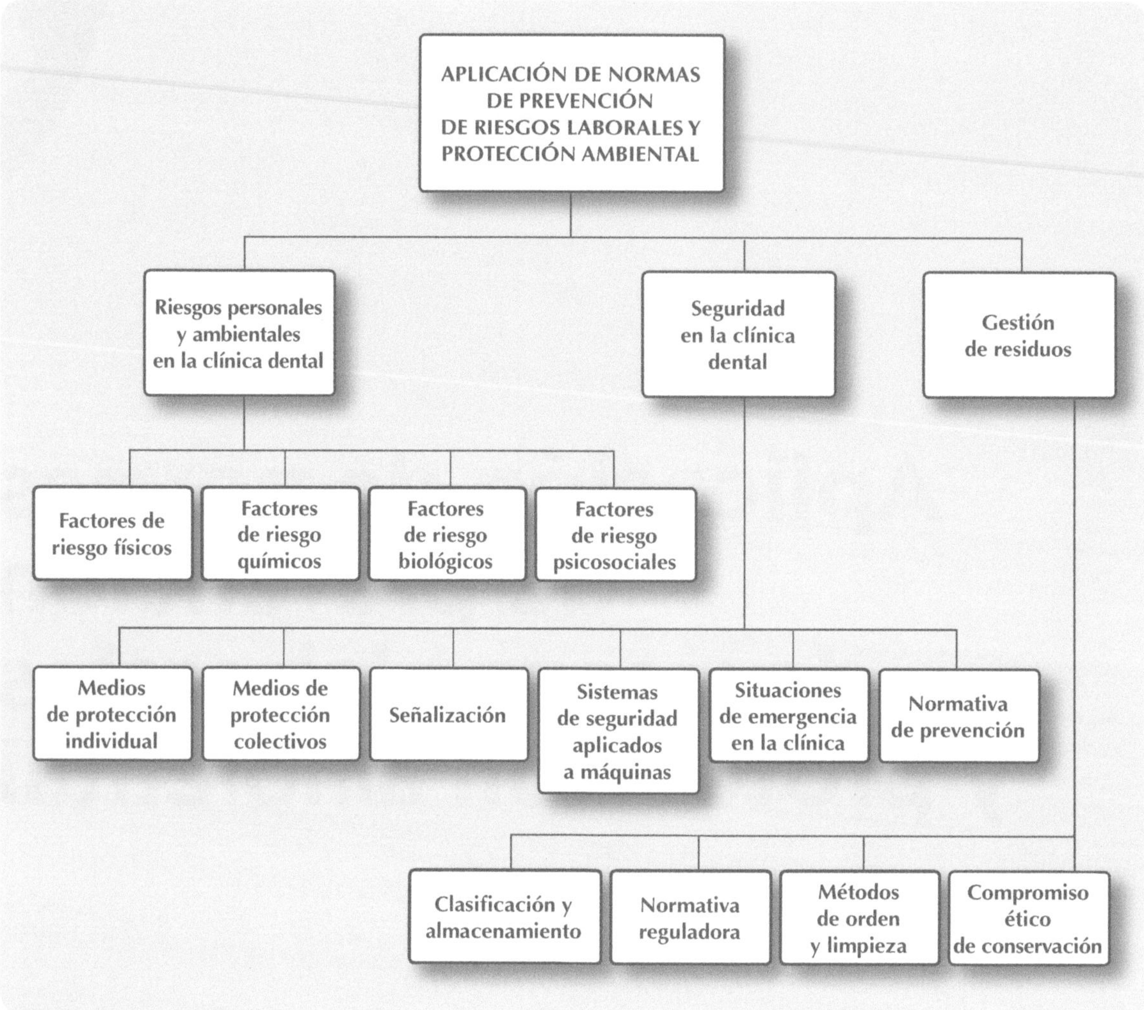

Glosario

Adrenalina. Fármaco empleado para relajar la musculatura venosa y respiratoria en casos de reacciones alérgicas para permitir restablecer las funciones vitales.

Botiquín. Contenedor de medicamentos y equipos necesarios para primeros auxilios.

Conato de emergencia. Primer grado de los estados de emergencia en el que no es necesario contactar con servicios externos.

Emergencia. Situación fuera de control que puede ocasionar un desastre y es imprescindible solucionar de inmediato.

Factores químicos. Elementos de origen químico que pueden ocasionar un riesgo para la salud.

Radiación ionizante. Radiaciones con gran cantidad de energía que ionizan la materia. Los rayos X son un tipo de radiación ionizante.

Residuo grupo 2. Corresponden a los residuos sanitarios específicos que pueden provocar infecciones si no se manipulan como es debido.

Salbutamol. Fármaco que dilata las vías aéreas favoreciendo el intercambio de aire.

Señalización. Indicaciones que proporcionan una información determinada ante una situación.

Tubos de Guedel. Cánula curva y semirrígida que se introduce en la boca y mantiene la vía aérea abierta impidiendo que se obstruya la entrada de aire.

8.1. Riesgos personales y ambientales en las clínicas dentales. Identificación de riesgos. Factores y situaciones de riesgo

Las posibilidades que tiene un trabajador de sufrir un accidente, una enfermedad profesional o un determinado daño derivado de su actividad laboral reciben el nombre de *riesgos laborales*.

Para que se origine un accidente laboral tiene que haber un factor de riesgo presente en las condiciones de trabajo y que pueda ser un posible desencadenante de un daño al trabajador. En la clínica dental hay numerosos factores de riesgo, entre los que cabe destacar por su gravedad la radiación, los daños por instrumental y la contaminación de microorganismos.

En 1995 se publica la Ley de Prevención de Riesgos Laborales, que regula y determina las garantías y las responsabilidades que hay que establecer para otorgar a los profesionales una protección de su salud de forma eficaz y coherente para así prevenir los riesgos derivados del trabajo.

Recurso web

www

En la página web del *Boletín Oficial del Estado* puedes obtener información detallada sobre la Ley de Prevención de Riesgos Laborales. Escanea el código QR adjunto para acceder a esta información.

8.1.1. Factores físicos del entorno de trabajo. Protección radiológica

Los factores físicos suponen un riesgo de diversos niveles de gravedad, pudiendo algunas veces llegar a ocasionar lesiones importantes o incluso la muerte.

En la clínica dental se encuentran los siguientes factores físicos:

1. *Radiaciones ionizantes (rayos X):* la realización de radiografías en odontología abarca el 25% de todos los exámenes radiológicos en la Unión Europea, ya que es una herramienta clave para la exploración y el diagnóstico. Una radiación mal controlada puede provocar daños directos tales como la muerte celular o indirectos como las alteraciones cromosómicas. Por ese motivo es muy importante plomar las pareces y las puertas, hacer uso del delantal plomado, alejarse al menos dos metros de la fuente de emisión y del paciente y advertir con carteles identificativos la presencia de aparatos de rayos X.
2. *Láser:* amplifica le radiación electromagnética y puede llegar a órganos como los ojos y la piel. Para la protección ocular es importante el uso de gafas de protección con filtro.
3. *Radiaciones por luz visible (lámpara halógena):* la lámpara de polimerizar es un instrumento que se emplea de forma habitual en la consulta y cuya intensidad de luz, si se mira de forma directa y sin protección, puede llegar a ser causante de cataratas oculares al ser perjudicial para la retina. Por ello se deben usar gafas protectoras con filtro naranja, evitar mirar de forma directa la luz y evaluaciones oculares de forma periódica.

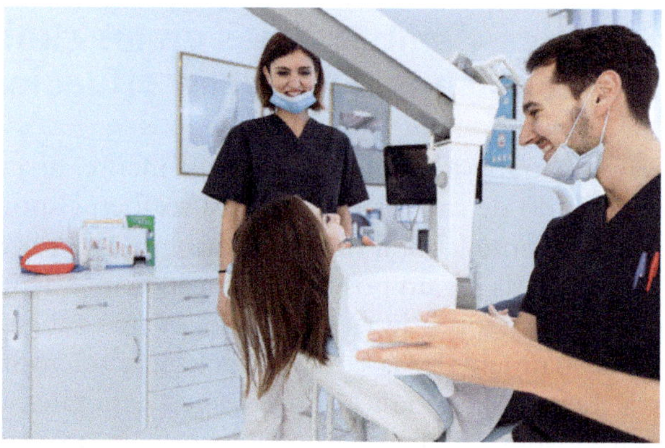

Figura 8.1
Exposición a radiación en la consulta odontológica

4. *Patología por ruido:* la maquinaria dental (como el compresor, la turbina, la recortadora, la vibradora) son dispositivos que generan un fuerte ruido cuando se emplean, lo que puede llegar a ocasionar problemas de oído e incluso inducir a una sordera gradual. Para prevenirlo es recomendable la insonorización de la sala de compresores o el uso de tapones cuando se esté empleando la vibradora o la recortadora.
5. *Impacto de cuerpo extraño ocular:* al estar muy cerca del campo de trabajo, es frecuente que salten restos de restauraciones, de piezas dentarias, sangre o incluso instrumental que se fractura produciendo traumatismos. La prevención para este caso consiste en el uso de gafas de protección o pantalla protectora.

PARA SABER MÁS

La protección radiológica tiene como finalidad reducir los riesgos derivados de las actividades producidas por aquellos equipos que emiten radiaciones ionizantes para así evitar la aparición de efectos estocásticos.
Por este motivo, en 1928 se emiten tres principios básicos de protección radiológica, que son los siguientes:

- *Justificación:* no debe realizarse ninguna práctica que implique exposición radiológica si no tiene un beneficio neto positivo.
- *Optimización:* las exposiciones a radiación deben mantenerse en el nivel más bajo dentro de lo posible (ALARA, *as low as reasonable achievable,* tan bajo como sea razonablemente posible).
- *Límite de dosis:* la dosis de radiación recibida no debe superar la establecida por la normativa nacional. Estos límites siempre han de ser respetados.

6. *Patología por inhalación de polvo:* el acrílico es un material muy empleado en odontología para la realización de prótesis. El polvo que desprenden al ser talladas o modificadas es potencialmente cancerígeno, por lo que se ha de extremar la precaución empleando una mascarilla que tape la boca y la nariz.

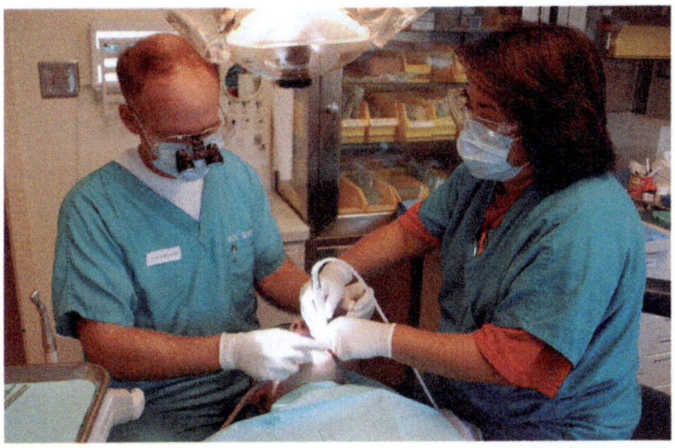

Figura 8.2
Elementos de protección frente a agentes físicos: gafas protectoras y mascarilla

8.1.2. Factores químicos del entorno de trabajo

La clínica dental es un medio de trabajo donde se encuentran gran cantidad de productos químicos que pueden ser perjudiciales para la salud. Estos agentes pueden penetrar en el organismo por vía respiratoria al ser inhalados, vía digestiva al ser ingeridos o vía cutánea a través de la piel y las mucosas.

En la clínica dental se encuentran los siguientes factores químicos de riesgo:

1. *Metales:* el mercurio contenido en la amalgama de plata es perjudicial, ya que al tener afinidad por los lípidos se almacenan en órganos tales como cerebro, el hígado y el riñón. Cuando se sobrepasan los valores límite comienzan los temblores, los vómitos, la parotiditis química, la hematuria, la sensación de opresión del tórax, y pueden llegar a ocasionar daños irreversibles en el sistema nervioso central y en los riñones. Aunque el contenido de mercurio en cada cápsula de amalgama es mínimo, cada vez es menos usado este material de obturación, ya que se ha ido quedando un segundo plano con la introducción de las resinas. Aun así, hay que tener también especial cuidado con la retirada de boca de esas obturaciones metálicas, pues desprenden gases con partículas de mercurio que pueden ser inhaladas.
2. *Látex:* es el principal componente de los guantes, aunque también se encuentra en los diques de goma empleados para el aislamiento absoluto y puede causar alergias de tipo cutáneo provocando eccemas cutáneos que cursan con enrojecimiento de la piel y prurito. Afecta al 10% del personal sanitario. Como alternativa existen guantes con otra composición como los de nitrilo.
3. *Desinfectantes:* en concreto el glutaraldehído (que es una sustancia irritante) o el hipoclorito de sodio (que además de irritar mucosas es cáustico para la piel). Es importante utilizar guantes siempre que se vayan a manipular esos productos.
4. *Acrílicos y resinas:* empleados para la confección de prótesis. Pueden provocar cuadros de eccema por contacto y problemas respiratorios al ser inhalados en su fase de trabajo, por ello se deben manipular con guantes, mascarilla y gafas.
5. *Productos blanqueadores:* los peróxidos en contacto con la piel y las mucosas producen reacciones no deseadas. El uso de guantes para manipularlos es obligatorio.

8.1.3. Factores biológicos. Protección biológica. Vacunaciones

El accidente laboral más habitual en sanidad es la inoculación de sangre de un paciente de forma accidental. Se estima que de media cada profesional se pincha una media de tres veces al año.

Hace años, la principal enfermedad transmisible por inoculación era el virus de la hepatitis B, pero ahora el personal sanitario está vacunado contra este virus por lo que ahora es el virus de la hepatitis C el que se transmite con una facilidad de aproximadamente el 3% de los casos, mientras que la contracción del VIH es inferior, siendo aproximadamente del 0,1% de las veces.

Por otro lado, también es frecuente la infección de herpes de tipo 1, presentes en la boca de los pacientes. Hay que tener especial precaución con la conjuntivitis herpética. Para extremar las precauciones es fundamental cubrir la lesión del paciente con vaselina y usar gafas de protección ocular y aislamiento absoluto.

Existe otra serie de infecciones de menor gravedad, como las infecciones víricas del tracto respiratorio que corresponden a resfriados comunes, la tuberculosis cada vez más asociada al sida, infecciones por *Helicobacter pylori* responsable de la ulcera gastrointestinal y por último las conjuntivitis infecciosas que pueden ser de origen vírico o infeccioso.

TOMA NOTA

Está demostrado que el momento en el que más pinchazos se producen es a la hora de recoger, al terminar el tratamiento, ya que se deprime la capacidad de atención y aumenta de forma exponencial la probabilidad de punción con cualquiera de los elementos empleados durante el tratamiento.

8.1.4. Factores psicosociales

La odontología es una profesión que lleva consigo una gran carga psicosocial, por encima de médicos o bomberos, ya que tanto odontólogos como auxiliares y recepcionistas se enfrentan día a día a situaciones no esperadas como cambios de planes, retrasos, fallos en los tratamientos, exigencia de pacientes, problemas con laboratorios o servidores... Estas situaciones pueden provocar en el profesional distintas patologías:

1. *Estrés crónico laboral:* como consecuencia de una tensión prolongada en el tiempo. Aunque el estrés de forma ocasional no ocasiona peligro para la salud, si se perpetúa puede ser una patología grave. Trabajar con posturas poco ergonómicas, bajo presión por los tiempos reducidos, en ambientes con contaminación acústica y bajo la inseguridad de dedicarnos a labores como marketing o ventas conlleva un esfuerzo que aumenta la tensión y genera un estrés que conlleva dolores de cabeza, hipertensión, trastornos digestivos, alopecia, cambios de conducta... Es importante tomar medidas para frenarlo y recurrir al especialista, ya que si no puede desembocar en cuadros de ansiedad.
2. *Síndrome de burnout o desgaste profesional:* íntimamente relacionado con el estrés crónico, consiste en la sensación de "estar quemado" con el trabajo, lo que lleva consigo un agotamiento emocional que se traduce en agotamiento en el ámbito laboral y la incapacidad de realizar las actividades profesionales cotidiana de forma habitual.

Actividades propuestas

8.1. Busca una noticia relacionada con los riesgos laborales en la que el factor de riesgo sea de tipo físico.
8.2. Profundiza sobre la transmisión de hepatitis C en las consultas dentales.
8.3. Elabora una encuesta sobre el síndrome de burnout y entrégala a distintos profesionales. Posteriormente organiza los resultados y redacta las conclusiones obtenidas.

8.2. Seguridad en las clínicas dentales

La seguridad en el trabajo es una rama de la prevención de riesgos laborales y tiene como objetivo la aplicación de medidas, técnicas y procedimientos con el fin de evitar los accidentes derivados del trabajo.

Esta disciplina persigue que no se deteriore la salud de los trabajadores por motivos laborales, por eso hay especialistas que se dedican a identificar los riesgos propios de cada actividad profesional y enseñar a los trabajadores a reducir su impacto.

RECUERDA

✓ El objetivo reside en la mejora de forma continua de las condiciones laborales con el fin de aumentar el nivel de seguridad en el trabajador.

8.2.1. Determinación de medidas de prevención de riesgos laborales

Como ya se ha expuesto, en la clínica dental a diario se encuentran factores de riesgo biológicos, físicos, químicos o psicosociales, muchos de los cuales no se pueden evitar de forma definitiva. Por ello, es obligatorio que los trabajadores cumplan una normativa de seguridad establecida tanto por los fabricantes como por los especialistas en el área para que se reduzcan al máximo los riesgos laborales derivados de esos factores.

En España, el organismo encargado de la seguridad en el trabajo es el Instituto Nacional de Seguridad e Higiene en el Trabajo (INSHT), que depende del Ministerio de Trabajo y vela por garantizar la salud de los trabajadores. Para ello establece la obligación de hacer una evaluación inicial tanto de la empresa como de los trabajadores y los equipos de trabajo para determinar quiénes son más sensibles a determinados riesgos. Estas evaluaciones se han de actualizar cuando se cambien las condiciones laborales y se han de revisar de forma periódica.

En pequeñas empresas, que son aquellas que están formadas por un máximo de 10 trabajadores, el propio jefe puede asumir las funciones de prevención siempre y cuando su actividad habitual laboral sea en el centro de trabajo. Por otro lado, las empresas que cuenten con más de 10 trabajadores deben delegar estas tareas en empresas especializadas en seguridad de riesgos laborales.

8.2.2. Medidas de prevención y protección ante riesgos

Una vez que se han evaluado los factores de riesgo que intervienen en una determinada actividad laboral y se han organizado y estructurado los resultados obtenidos, se ha de proceder a la planificación de la prevención con el fin de establecer medidas, con plazos de tiempo, responsables y materiales necesarios para llevarlas a cabo.

A) Medios y equipos de protección individual

Los equipos de protección individual (EPI) se basan en utilización de equipos que ejercen la función de última barrera entre el trabajador y el riesgo, por este motivo, no actúan sobre el origen de dicho riesgo sino sobre la persona susceptible a sufrirlo, por lo que su misión es la de minimizar las consecuencias y no la de eliminar los riesgos.

Por lo tanto, el uso de los EPI está justificado cuando el riesgo no se puede eliminar, no se puede colocar un protector colectivo o no es lo suficientemente eficaz, y sigue quedando riesgo residual una vez instalada la protección colectiva.

Algunos EPI empleados en la clínica dental son las mascarillas, los guantes, las batas, las gafas de protección, la pantalla naranja para la luz azul, el delantal plomado...

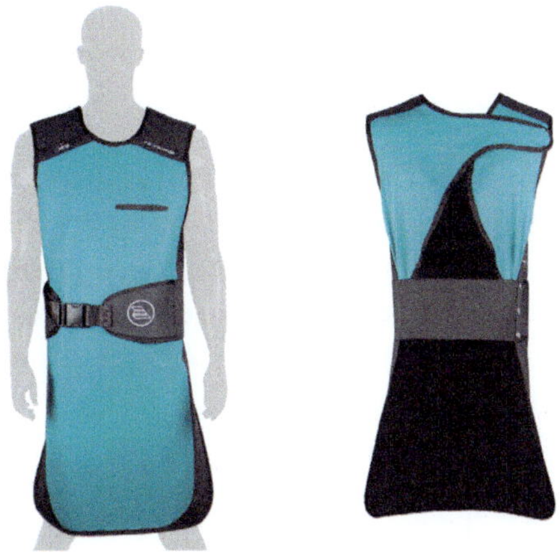

Figura 8.3
Delantal plomado

Interesante

Las gafas de protección ocular son un EPI de uso habitual en la clínica dental tanto para odontólogos como para higienistas, ya que no es posible establecer otra barrera que impida que salten fluidos u objetos a los ojos durante la práctica clínica.

Las medidas de protección individual están destinadas al uso unipersonal. En caso de que vaya a ser empleado por distintos empleados, han de tomarse ciertas medidas para evitar problemas de contagio entre los diferentes usuarios.

B) Prevención y protección colectiva

La prevención colectiva tiene como objetivo la protección de varios trabajadores expuestos a un determinado riesgo de forma simultánea. Es el medio más eficaz para evitar situaciones de riesgo posibles en el entorno laboral.

En la clínica dental hay numerosos elementos que proporcionan prevención colectiva al conjunto de trabajadores como las paredes plomadas, los sistemas de ventilación, las salas insonorizadas para los compresores, los contenedores de residuos químicos, la esterilización, las vacunas...

Actividades propuestas

8.4. Haz una tabla en la que se detallen los EPI más empleados en odontología y sus usos.

8.5. Elabora un esquema con los sistemas de protección colectiva empleados en la clínica dental y sus usos.

C) Señalización

El real decreto de normativa de seguridad en el trabajo establece la necesidad de señalizar centros de trabajo, maquinaria o sustancias susceptibles de ser factores de riesgo para el trabajador. La misión de la señalización es indicar una situación o un factor de riesgo que no ha sido posible evitar durante la evaluación de riesgos, de tal forma que se capte la atención de los trabajadores sobre la presencia de riesgos, obligaciones o prohibiciones.

RECUERDA

✓ Una señal tiene que ser precisa, simple y fácil de comprender, y no puede confundirse con otras señales.

Las señales pueden ser de distintas formas en función de su aspecto físico:

1. *Señal luminosa:* dispositivo que emite luz desde el interior. Es de utilidad en zonas de poca visibilidad o cuando se va la luz.
2. *Señal en forma de panel:* placa con forma geométrica y distintos colores con la presencia de un símbolo o pictograma que ofrece información visual.
3. *Señal acústica:* en forma de ruido indica del peligro. Puede ser una campana o un timbre.

Existen distintos tipos de señales en función de lo que se quiera indicar (figura 8.1):

1. *Obligación:* impone la realización de una acción determinada. Son redondas, con el fondo azul y la indicación dibujada en blanco. Por ejemplo, la obligación de usar casco.
2. *Prohibición:* prohíbe una acción que puede llevar consigo peligro. Son circulares con una barra roja que cruza la señal que indica dicho comportamiento de riesgo. Por ejemplo, la prohibición de fumar.
3. *Advertencia:* avisan ante la posibilidad de un peligro. Son triangulares con el borde y el dibujo de la indicación en negro y el fondo amarillo. Por ejemplo, la advertencia de material inflamatorio.
4. *Salvamento:* indican las salidas de emergencia o los lugares de primeros auxilios. Son rectangulares con el borde y la indicación en blanco y el fondo verde. Por ejemplo, las señales de puertas de salida de emergencia.

5. *Contra incendios:* indican la presencia de vías de escape o equipos para apagar el fuego en caso de incendio. Son cuadradas con el borde y la indicación en blanco y el fondo rojo. Por ejemplo, la señal que muestra la presencia de un extintor.

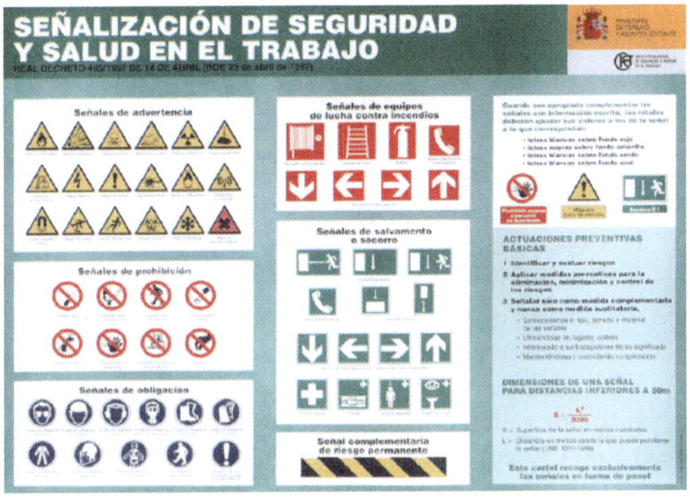

Figura 8.4
Señales de seguridad y salud laboral
Fuente: www.insht.es

Actividad propuesta 8.6

Identifica qué señales encontrarías en una clínica dental y qué indica cada una.

8.2.3. Sistemas de seguridad aplicados a las máquinas y equipos

El trabajo en el consultorio está supeditado al uso de maquinaria de diversa índole, desde el sillón donde se acomoda el paciente que se maneja con distintos botones a la turbina que hace que las fresas giren a alta velocidad. Es por este motivo que el personal dedicado al campo dental está expuesto en su jornada laboral a multitud de accidentes, los más comunes son:

1. *Lesiones por instrumental rotatorio*: lo más habitual son abrasiones y cortes con las fresas o con la recortadora, ya que los guantes no protegen de ese tipo de daños. Además, como el instrumental suele estar contaminado, es común la infección de esa herida. Por instrumental rotatorio también son frecuentes las proyecciones de partículas, ya sea por fractura de fresa o por cerámica, composite, fluidos..., que salen desprendidos con la potencia de giro y el agua emitida, y pueden causar infecciones, lesiones leves como golpes, moderados como heridas o úlceras oculares o graves como la ceguera.

2. *Lesiones por sobrecarga eléctrica*: no es común y es debido al mal estado de la máquina, un cable que no esté bien cubierto o un contacto no deseado de agua con el mecanismo eléctrico, que pueda ocasionar una descarga y producir quemaduras o incluso fibrilaciones cardiacas.

Para evitar este tipo de lesiones es muy importante que el instrumental pase las revisiones periódicas, el uso cuidadoso de los equipos, la protección ocular y la señalización de los equipos eléctricos.

8.2.4. Situaciones de emergencia propias de una clínica dental

Se entiende como emergencia a aquella situación crítica para la vida del paciente que requiere una actuación inmediata. Una urgencia puede convertirse en una emergencia si no es tratada a tiempo.

Para poder actuar ante una emergencia es necesario saber cuáles de ellas se producen con más frecuencia, conocer los protocolos, tener material y equipamiento necesario para atenderlo y realizar simulacros para tener control sobre la situación.

PARA SABER MÁS

Está demostrado que la resolución de casos de emergencia depende, sobre todo, de la primera atención sanitaria que se dé.

Las emergencias se pueden clasificar en tres grupos en función de su gravedad, sus consecuencias y la posibilidad de hacer frente a ella. Tenemos así tres niveles:

1. *Conato de emergencia:* corresponde al nivel 1, en el cual la situación puede ser controlada con los recursos que hay en el medio laboral.
2. *Emergencia parcial:* corresponde al nivel 2, en el que se necesita ayuda de equipos especializados. Solo afectan al sector, no a terceras personas.
3. *Emergencia general:* corresponde al nivel 3 y se precisa de equipos de socorro y salvamento externos además del personal del establecimiento. Pueden llevar consigo evacuaciones totales o parciales.

A) Sistemas de actuación

Lo primero que se ha de hacer es detectar la emergencia ya sea por medios técnicos como las señales acústicas o por medios humanos como el aviso de trabajadores o pacientes. Una vez identificada, hay que dar una señal de alerta a los trabajadores, de la forma más rápida y eficaz posible, y se les indicarán métodos de actuación y las instrucciones específicas para una primera intervención en la consulta siguiendo los protocolos establecidos. Simultáneamente se avisará a los equipos de emergencia y si fuese necesario se realizará la evacuación y los primeros auxilios.

RECUERDA

✓ La coordinación entre el personal de la clínica y los equipos de emergencias es fundamental para controlar una emergencia.

B) Botiquín

El botiquín es un elemento obligatorio en la clínica dental. Su contenido está regulado por el Ministerio de Sanidad y ha de ser revisado con frecuencia para que todo el contenido esté vigente y no se caduque. Además, debe estar bien organizado, completo y al alcance de todo el personal clínico con la idea de que, ante una situación de emergencia, se pueda proceder a actuar con la mayor rapidez posible. En el cuadro 8.1 se muestra el contenido obligatorio de un botiquín en la clínica dental.

CUADRO 8.1
Funciones del higienista bucodental

Equipo básico de emergencia	Fármacos básicos de emergencia	
• Aparatos de succión de distintos volúmenes y aspiraciones • Máquina de oxígeno con regulador manométrico y gafas o mascarillas • Resucitador manual con máscara • Tubos de Guedel • Esfingomanómetro • Fonendoscopio • Bolsa de papel (para hiperventilación) • Complementos para la administración de medicamentos (agujas, jeringas, esparadrapos, alcohol...)	No inyectables: • Oxígeno • Nitroglicerina • Salbutamol • Antihipoglucémico • Antiagregante plaquetario • Nifedipino	No inyectables: • Adrenalina • Altropina • Desclorferniramina • Hidrocortisona • Isoproterenol • Aminofilina • Diazepán • Glucosa • Morfina • Antagonista benzodiazepínico • Antagonista opioide

8.2.5. Normas de prevención de riesgos laborales en clínicas dentales. Cumplimiento de la normativa de prevención de riesgos laborales

La práctica odontológica lleva consigo una serie de riesgos tanto para los profesionales como para los pacientes. La Ley de Prevención de Riesgos Laborales de 1995 obliga al personal odontológico a evaluar los riesgos de la clínica dental; además, explica los derechos y deberes de los trabajadores.

Es obligación del dentista velar por su salud y por la de su equipo, tener un equipo formado en prevención de riesgos laborales y encargarse de que cumplan todas las normas. En el cuadro 8.2 se muestran los distintos decretos que versan sobre la protección del trabajador.

Cuadro 8.2
Resumen de la legislación actual sobre la protección de riesgos laborales

Real Decreto 39/1997	Detalla los aspectos que posibilitan la prevención de riesgos laborales como una actividad más del conjunto de actuaciones del medio de trabajo en todos los niveles jerárquicos.
Real Decreto 664/1997	Vela por la protección de la salud y también por la seguridad de los trabajadores ante factores de riesgo biológicos.
Real Decreto 780/1998	Modifica el Decreto 664/1997.
Real Decreto 374/2001	Versa sobre la protección de la salud del trabajador ante factores de riesgo químicos.
Ley 54/2003	Reforma la normativa de prevención de riesgos laborales.

8.3. Gestión ambiental. Gestión de residuos

La gestión de residuos se define como la recogida, el transporte y el tratamiento de los residuos de forma vigilada. Tiene los siguientes objetivos:

1. Eliminar aquellos residuos que pueden producir riesgos tanto para la salud como para el medio ambiente.
2. Evitar que al manipular los residuos se produzcan accidentes laborales.
3. Conseguir minimizar los residuos generados y el coste de su eliminación.

8.3.1. Clasificación y almacenamiento. Tratamiento y recogida de residuos

En el campo de la odontología, se generan desechos peligrosos, tanto sólidos como líquidos, que pueden contener material biológico nocivo (bacterias, virus, saliva, sangre...), capaces de dañar el medio y la salud.

Los residuos que se generan en las actividades sanitarias se clasifican en los siguientes grupos:

1. *Grupo I* o residuos asimilables a urbanos (RAU). Son aquellos sin contaminación específica y, por tanto, no requieren una gestión especializada. Son los que encontramos en las oficinas,

los despachos, las cafeterías, las salas de espera. Han de seguir la misma vía de eliminación que los residuos sólidos urbanos. Suponen el 55% de los residuos generados en la consulta.

2. *Grupo II* o residuos sanitarios no específicos (RSNE). Son aquellos residuos específicos de la actividad sanitaria. Pertenecen a pacientes no infecciosos y no incluidos en el grupo III, pero suponen un riesgo de infección limitado en la consulta por su contaminación biológica. En este grupo se encuentra cualquier residuo que haya entrado en contacto con sangre, saliva u otros líquidos biológicos propios de la actividad odontológica (algodones, mascarillas, guantes, escayolas, materiales de impresión...). Se gestionan en las mismas instalaciones y con las mismas precauciones que los residuos del grupo I. Suponen el 45% de los residuos generados en la consulta.
3. *Grupo III* o residuos sanitarios específicos (RSE). Son residuos propios de la actividad odontológica cuya contaminación produce un riesgo de infección tanto dentro como fuera del centro sanitario. No pueden manipularse de igual forma que los grupos previos, sino que tienen que ser sometidos a procesos específicos de manipulación. Suponen un riesgo para la salud laboral y pública. Pueden clasificarse en 4 grupos:

   a) Residuos sanitarios infecciosos: pueden transmitir VHB, VIH, VHS, entre otras muchas enfermedades. Para que un residuo sea causa de infección debe haber estado en presencia del agente infeccioso, ser reservorio, tener una dosis infecciosa suficiente y estar en presencia de un hospedador susceptible.
   b) Residuos anatómicos humanos: los más comunes en odontología son los restos anatomopatológicos, como restos de tejido o biopsias.
   c) Sangre y derivados líquidos: se engloban aquellos materiales que han entrado en contacto con estos fluidos, como los eyectores, las cánulas quirúrgicas, los rollitos de algodón, las gasas, el instrumental de aislamiento...
   d) Materiales punzantes: hojas de bisturí, limas de endodoncia, fresas, agujas de anestesia o irrigación, suturas... (figura 8.5.)
   e) Vacunas vivas o atenuadas.

4. *Grupo IV* o residuos singulares (RS). Son aquellos que vienen distinguidos en normativas especiales cuya gestión está supeditada a requerimientos específicos. En este grupo se incluyen restos citostáticos (residuos peligrosos por ser cancerígenos, mutagénicos o teratogénicos), residuos químicos (pilas, termómetros, disolventes, amalgamas, mercurio) y residuos radiactivos (materiales contaminados como el líquido de revelado, por sustancias radiactivas, cuya recogida es competencia de ENRESA).

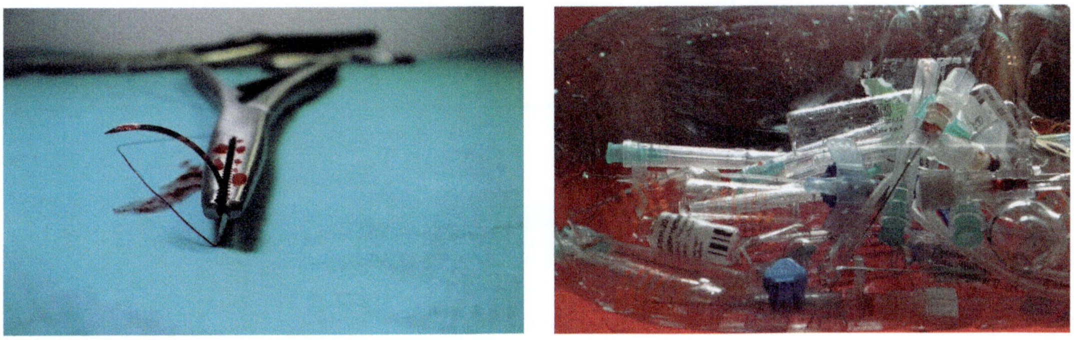

Figura 8.5
Materiales punzantes

En función del grupo en el que se encuentre el residuo se va a eliminar de una forma u otra. Así, podemos gestionarlos de la siguiente forma (cuadro 8.3):

1. *Grupo I.* No es necesario que se depositen en bolsas específicas, pero es recomendable que sean de color negro y de un grosor de 80 mg/cm^2, siempre y cuando el servicio municipal de recogida de basuras no indique lo contrario.
2. *Grupo II.* Se precisa un envasado específico cuya galga sea por lo menos de 220 mg/cm^2 y 55 micrómetros, preferiblemente de color amarillo. Si su forma de eliminación va a ser la incineración, los gases que se desprendan a la combustión de esas bolsas no han de ser tóxicos. Dado que la separación en la clínica de RAU y RSNE en la consulta es complicada, se recomienda no hacerlo.
3. *Grupo III.* En este grupo, hay que diferenciar las siguientes etapas:

   a) *Identificación y separación*: han de separarse de forma minuciosa del resto de residuos.
   b) *Acumulación:* han de ser depositados en recipientes rígidos específicos fuera de la zona séptica.
   c) *Envasado:* en envases rígidos, opacos, lisos, identificables, homologados y compatibles.
   El tratamiento puede ser externo (desinfección o incineración) o interno (desinfección).

4. *Grupo IV.* Al igual que los residuos del grupo III, han de ser manejados por empresas autorizadas que cumplan la normativa de cada comunidad autónoma.

Para los residuos de los grupos II y III las bolsas o recipientes deben tener un contenido inferior a 70 l y deben ser de un solo uso, estancas, opacas, resistentes, asépticas en su exterior y con un cierre hermético. Los instrumentos punzantes se depositan en recipientes impermeables, rígidos y estancos.

CUADRO 8.3
Distribución de residuos según los grupos

Grupo I	Grupo II	Grupo III	Grupo IV
Cartones Plásticos Revistas Material de escritorio ...	Escayolas Guantes Baberos Algodones Mascarillas ...	Agujas Limas de endodoncia Hojas de bisturí Fresas Restos de biopsias ...	Medicamentos caducados Restos de medicamentos Líquido revelador Pilas Termómetro ...

Actividad propuesta 8.7

Elabora una tabla con los distintos grupos de residuos y su forma de gestión.

8.3.2. Residuos especiales en odontología

En la consulta odontológica con frecuencia se emplean ciertos productos cuyos residuos precisan de un sistema específico para eliminarlos. Entre ellos cabe destacar los siguientes:

1. *Mercurio:* es el principal material del que está compuesta la amalgama de plata que se ha utilizado desde hace muchos años para la realización de empastes. En 2018, el Consejo de Dentistas prohibió su colocación en la boca debido a la controversia que existe con ese material. Aun así, se siguen retirando empastes de este material, por lo que es frecuente hallarlo como residuo en la consulta. Aunque oficialmente no existe un envase particular, muchas consultas suelen tener envases aparte para ir depositando los residuos generados.
2. *Líquidos reveladores de radiografías:* son residuos tóxicos ya que contaminan el medio ambiente. Pueden ser no inflamables (pueden eliminarse por el desagüe) o inflamables y ácidos (por lo que han de eliminarse en bidones opacos e irrompibles bien señalizados, como los de la figura 8.6 para residuos radiactivos).
3. *Plomo:* cada vez es menos frecuente encontrarlo en la consulta, ya que las radiografías están dejando de ser analógicas y cada vez es más común hacerlas de forma digital. Aun así, no hay una normativa específica para el desecho de estas películas plomadas, pero lo correcto es almacenarlas en contenedores específicos para el plomo.

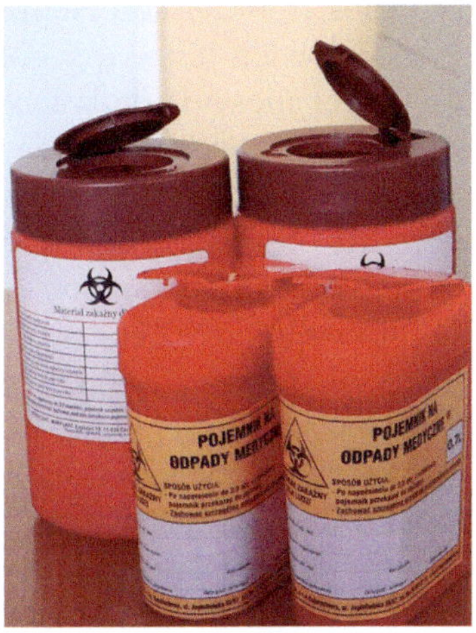

Figura 8.6
Contenedores para residuos radiactivos

8.3.3. Normativa reguladora de la gestión de residuos. Cumplimiento de la normativa de protección ambiental

En la clínica dental es el servicio de limpieza el encargado de recoger, transportar y almacenar los residuos no peligrosos, siguiendo los principios de asepsia y seguridad para no causar ningún riesgo. Además, debe respetar tanto los horarios establecidos, que suelen ser al principio o al final de los turnos de trabajo, como los circuitos de flujo de residuos, respetando las áreas de limpio y sucio establecidas en la consulta.

Las bolsas de residuos del grupo I, correspondientes a los residuos urbanos, han de cumplir requisitos tales como no ser llenadas más de dos tercios de su capacidad y no ser depositadas en el suelo. Siempre irán desde su soporte al contenedor, para evitar fugas.

Los contenedores de residuos punzantes o peligrosos son específicos y los gestionan las autoridades sanitarias. No está permitido colocar una bolsa en su interior, ya que puede entorpecer el cierre estanco y comprometer la seguridad del depósito. Este tipo de depósitos deben estar en el suelo o en un lugar estable para evitar la caída y salida del material peligroso.

Estos residuos peligrosos serán recogidos por las autoridades de forma periódica con el fin de asegurar la correcta gestión de estos. Además, se entregará un documento a la clínica que confirme que sean correctamente manipulados.

La Ley 26/2007 sobre Responsabilidad Medioambiental versa sobre la obligación de reparar cualquier daño que se haga al medio natural, ya sea terrestre, aéreo o acuático. Por otro lado, la Ley de Residuos y Suelos Contaminados aboga por una correcta gestión de residuos y fomenta el reciclaje y la prevención.

8.3.4. Métodos y normas de orden y limpieza

Uno de los principales accidentes en el medio laboral reside en la caída por resbalar en suelos mojados, tropezar con elementos que están fuera de su sitio o paquetes mal almacenados que se caen y pueden lesionar y golpear al trabajador.

En el anexo II de la Ley de Prevención de Riesgos Laborales de 1997 se detallan las indicaciones de orden, limpieza y mantenimiento del lugar de trabajo. En ella se especifica que las zonas de paso, en especial las salidas y las zonas previstas para emergencia, han de estar siempre libres de obstáculos para que sea posible usarlas sin trabas en todo momento.

Además, incluye que es necesario hacer limpiezas periódicas de los establecimientos siempre que sea necesario para mantener unos niveles higiénicos óptimos. Por tanto, el material del que estén hechos suelos, paredes y mobiliarios, debe permitir una correcta limpieza y desinfección.

Se debe realizar el mantenimiento de las instalaciones de forma constante para evitar los riesgos desencadenados de estos, así como con las instalaciones de protección cuyo mantenimiento debe velar por el correcto funcionamiento de estas.

Por último, se recalca la importancia de la ventilación en el lugar de trabajo para mejorar la calidad del aire y facilitar la salida de partículas contaminadas o no beneficiosas para la salud.

PARA SABER MÁS

El siguiente código QR enlaza con el anexo II de la Ley de Prevención de Riesgos Laborales, sobre orden, limpieza y mantenimiento en el trabajo.

8.3.5. Compromiso ético con los valores de conservación y defensa del patrimonio ambiental y cultural de la sociedad

A pesar de los esfuerzos que se hacen para conservar los recursos naturales, es indiscutible el gran deterioro que está sufriendo el planeta en los últimos años debido al mal uso que hacemos, probablemente por dejadez o por desconocimiento. Por este motivo, es muy importante que todo el personal esté entrenado en la protección del medio ambiente, ya que se encuentra en íntima relación con la gestión de residuos, sobre todo en el entorno sanitario.

El conocimiento de las normas debe ser completo por parte del personal y ponerlas en práctica es obligatorio para un buen funcionamiento de la clínica y un consumo responsable de cara a mejorar la calidad del medio ambiente.

Resumen

- La prevención de riesgos laborales tiene como finalidad reducir al máximo los accidentes que se pueden producir durante la actividad laboral.
- Los factores de riesgo presentes en la clínica dental son de origen biológico, químico, físico y psicosocial.
- Para reducir el impacto de los factores de riesgo, el personal tiene que estar entrenado y debe conocer la normativa de prevención específica para el entorno laboral en el que desarrolla la actividad.
- Existen medidas de prevención individual, colectiva y de maquinaria para intentar reducir los efectos de aquellos factores de riesgo que no es posible eliminar.
- La manipulación y el conocimiento de los distintos tipos de residuos generados en la clínica dental es importante para que sean bien gestionados.
- El correcto comportamiento y el cumplimiento de la normativa hace que se fomente la conservación del medioambiente y del patrimonio.

Ejercicios propuestos

1. Clasifica los siguientes factores de riesgo según sean físicos, biológicos, químicos o psicosociales.

   Mercurio, restos de sangre, envoltorio de las placas de rayos X, radiación, agendas muy apretadas, virus, amalgama de plata, luz de polimerizar, láser, glutaraldehído, mal ambiente en el trabajo.

Factores físicos	Factores biológicos	Factores químicos	Factores psicosociales

2. Indica tres medidas que se pueden poner en práctica para disminuir los factores de riesgo psicosociales en la consulta.
3. ¿Cuáles son los factores de riesgo que afectan en mayor proporción al higienista dental?
4. Elabora una tabla en la que se recojan tanto los medios de protección individual como los de equipo que se empleen en la práctica diaria en la clínica dental.
5. Investiga sobre los fármacos que contenga un botiquín y explica para qué se utiliza cada uno de ellos.
6. ¿Cómo actuarías ante una lesión cutánea profunda al usar la turbina?

7. ¿Cuáles son los residuos considerados específicos en odontología?
8. ¿Qué medidas tomarías para que todo el mundo cumpliese las normas de prevención de riesgos laborales en la consulta?
9. Busca una noticia en la que haya habido algún accidente laboral en una clínica dental.
10. ¿Se podría haber evitado el accidente del ejercicio anterior propuesto? ¿Cómo?

Lee y debate en clase

Temas para debatir:

- ¿Cómo crees que organizan la gestión de residuos?
- ¿Crees que es importante una buena gestión?
- ¿Cómo afectaría el no gestionar los residuos especiales?

En las instalaciones de la Facultad de Odontología de Valencia se llevan a cabo actividades de carácter académico, administrativo y de atención a pacientes. Esta dependencia genera los siguientes tipos de residuos: ordinarios, reciclables, biodegradables, metales pesados (amalgamas), químicos (líquidos de revelado y fármacos). Lee el documento sobre gestión de residuos de esta facultad que encontrarás escaneando el código QR adjunto y debate sobre los temas propuestos.

Actividades de autoevaluación

1. Los líquidos reveladores de rayos X son factores de riesgo:
   - ☐ *a)* Físicos.
   - ☐ *b)* Biológicos.
   - ☐ *c)* Químicos.
   - ☐ *d)* Psicosociales.

2. ¿Cuál de los siguientes es un factor de riesgo físico?
   - ☐ *a)* Mercurio.
   - ☐ *b)* Fresas.
   - ☐ *c)* Agendas apretadas.
   - ☐ *d)* Virus de la gripe.

3. ¿A qué grupo pertenecen los residuos asimilables a urbanos?
   - ☐ *a)* Grupo I.
   - ☐ *b)* Grupo II.
   - ☐ *c)* Grupo III.
   - ☐ *d)* Grupo IV.

4. Los residuos del grupo III son:
   - ☐ *a)* Residuos sanitarios específicos.
   - ☐ *b)* Residuos sanitarios no específicos.
   - ☐ *c)* Residuos asimilables a urbanos.
   - ☐ *d)* Residuos singulares.

5. ¿Cuál de los siguientes es un medio de protección individual?
   - ☐ *a)* Botón de apagado de emergencia.
   - ☐ *b)* Paredes plomadas.
   - ☐ *c)* Guantes.
   - ☐ *d)* Salas insonorizadas.

6. Las limas de endodoncia pertenecen a:
   - ☐ *a)* Residuos grupo I.
   - ☐ *b)* Residuos grupo II.
   - ☐ *c)* Residuos grupo III.
   - ☐ *d)* Residuos grupo IV.

7. En España, el organismo encargado de la seguridad en el trabajo es:
   - ☐ *a)* El Instituto Nacional de Seguridad e Higiene en el Trabajo.
   - ☐ *b)* El Instituto de Seguridad Laboral.
   - ☐ *c)* El Instituto de Riesgos Profesionales.
   - ☐ *d)* Ninguna de las opciones anteriores es correcta.

8. ¿De qué debe estar vacunado el personal sanitario?
   - ☐ *a)* Hepatitis.
   - ☐ *b)* Gripe.
   - ☐ *c)* Tétanos.
   - ☐ *d)* Todas las respuestas anteriores son correctas.

9. Las señales de prohibición son:
   - ☐ *a)* Triangulares.
   - ☐ *b)* Circulares.
   - ☐ *c)* Rectangulares.
   - ☐ *d)* Cuadradas.

10. Las señales de obligación tienen el fondo de color:
    - ☐ *a)* Azul.
    - ☐ *b)* Rojo.
    - ☐ *c)* Verde.
    - ☐ *d)* Amarillo.

SOLUCIONES:

1. a b **c** d
2. a **b** c d
3. **a** b c d
4. **a** b c d
5. a b **c** d
6. a b **c** d
7. **a** b c d
8. a b c **d**
9. a **b** c d
10. **a** b c d